Medizinische Terminologie

Medizinische Terminologie

Herausgegeben von

K.S. Zadeh

Siebte Auflage

1998

Burgverlag, D-49545 Tecklenburg

Siebte Auflage 1998
Burgverlag, Tecklenburg

ISBN 3-922506-98-4

©1980, 1998 by Burgverlag, D-49545 Tecklenburg
Druck: Lengericher Handelsdruckerei
Printed in Germany
1998

Alle Rechte vorbehalten
Nachdruck, Übersetzung und Kopie sowie
Speicherung, Verarbeitung und Verwertung durch EDV,
auch einzelner Teile, verboten.

Gedruckt auf säurefreiem und umweltfreundlichem Papier

Vorwort

Dieses Lehrbuch gibt eine elementare Einführung in die Sprache der Medizin. Da diese Sprache auch für andere heilkundliche Fachgebiete (wie zum Beispiel Veterinärmedizin, Pharmazie, Krankenpflege, Physiotherapie und medizinische Assistenzberufe) und für alternative Heilkunden wie Naturheilkunde, Homöopathie u.ä. relevant ist, kann das Buch auch den Studierenden dieser Gebiete Dienste leisten. Es ist durch eine völlige Neubearbeitung mit Verbesserung und Ergänzung seines Vorgängers 'Kursus der Medizinischen Terminologie' entstanden (siehe 'Aus dem Vorwort zur sechsten Auflage'). Mit Dank an alle, die bisher zu seinem Wohlergehen beigetragen haben, wird es jetzt von dem Unterzeichnenden herausgegeben, der diese Neubearbeitung vorgenommen hat. Für Korrekturvorschläge zu dieser Neuauflage danke ich Prof. Dr. Johanna Bleker (Berlin), Prof. Dr. W.-U. Eckart (Heidelberg) und Prof. Dr. Renate Wittern (Erlangen). Ein besonderer Dank gebührt Frau Inge Holtkamp für vielfältige Hilfe, und Frau Dr. Daniela Imping für das Korrekturlesen.

Prof. Dr. med. K. Sadegh-Zadeh   Münster, im September 1998

Aus dem Vorwort zur sechsten Auflage:

Das vorliegende Lehrbuch der Medizinischen Terminologie wurde ursprünglich im Jahre 1972 am damaligen 'Institut für Geschichte der Medizin' an der Universität Münster von dessen damaligem Leiter Prof. K.E. Rothschuh, seiner Kollegin Prof. Johanna Bleker und seinem Kollegen Prof. K. Sadegh-Zadeh als ein kleines Typoskript konzipiert. Dieses wurde dort 1973 von Frau Prof. D. Goltz weiterentwickelt, im WS 1973/74 von Prof. K. Sadegh-Zadeh neubearbeitet und ergänzt, 1974-75 am selben, umbenannten 'Institut für Theorie und Geschichte der Medizin' von Frau Dr. M. Sievers und 1980 von Prof. W.-U. Eckart und Dr. B. Krabbe überarbeitet. In der Zwischenzeit hat es sich als eine stetig verbesserte Unterrichtsunterlage für den genannten Kursus bewährt. Darüber hinaus hat es Autoren dazu inspiriert, ähnliche Lehrbücher über die Medizinische Terminologie zu verfassen und dabei seine didaktischen Formen und Inhalte zu übernehmen und weiterzuvermitteln. All dies spricht für die Qualität seiner Konzeption und Geschichte. An Kolleginnen und Kollegen, die im Verlaufe der Zeit an seiner Entwicklung mitgearbeitet und zu seiner Verbesse-

gen, die im Verlaufe der Zeit an seiner Entwicklung mitgearbeitet und zu seiner Verbesserung beigetragen haben, sind zu nennen: Dr. K.-H. Brune, Prof. P. Hucklenbroich, PD Dr. P. Kröner, PD Dr. T. Rütten, Prof. R. Toellner, Prof. N. Tsouyopoulos, MA K. Weisemann, PD Dr. U. Wiesing. Ihnen allen sei für ihren Beitrag gedankt.

Prof. Dr. med. K. Sadegh-Zadeh							Münster, im März 1996

Inhaltsverzeichnis

1. Einleitung ... 7
2. Terminologie und Nomenklatur ... 10
3. Die internationale anatomische Nomenklatur ... 11
4. Die Substantive und ihre Deklination ... 13
   - 4.1. Die 1. oder a-Deklination ... 14
   - 4.2. Die 2. oder o-Deklination ... 15
   - 4.3. Die 3. oder gemischte Deklination ... 16
   - 4.4. Die 4. oder u-Deklination ... 19
   - 4.5. Die 5. oder e-Deklination ... 20
5. Die Adjektive ... 20
   - 5.1. Die Deklination der Adjektive ... 20
   - 5.2. Die Steigerung der Adjektive ... 24
   - 5.3. Verzeichnis wichtiger Adjektivsuffixe ... 26
   - 5.4. Die Lage- und Richtungsbezeichnungen ... 29
6. Die Zahlwörter ... 30
   - 6.1. Lateinische Zahlwörter ... 30
   - 6.2. Griechische Zahlwörter ... 31
   - 6.3. Das griechische Alphabet ... 32
7. Lateinisch-griechisches Synonymenverzeichnis ... 33
   - 7.1. Allgemeine Bezeichnungen in der Medizin ... 33
   - 7.2. Bezeichnungen für Organe und Körperteile ... 34
   - 7.3. Bezeichnungen für Körpersäfte und Ab- und Ausscheidungen ... 42
8. Sprachliche Bausteine medizinischer Termini ... 44
   - 8.1. Auswahl wichtiger griechischer Adjektivstämme ... 45
   - 8.2. Verzeichnis lateinischer und griechischer Farbbezeichnungen ... 49
   - 8.3. Lateinische und griechische Präfixe ... 51
   - 8.4. Lateinische und griechische Suffixe ... 61
     - 8.4.1. Substantivsuffixe ... 62
     - 8.4.2. Adjektivsuffixe ... 65
   - 8.5. Verzeichnis lateinischer und griechischer Grundwörter ... 69
9. Bemerkungen zur Bezeichnung der medizinischen Fachgebiete ... 87
10. Bemerkungen zu einigen Grundbegriffen der Medizin ... 89
    - 10.1. Begriffe aus der klinisch-theoretischen Medizin ... 89
    - 10.2. Begriffe aus der klinisch-praktischen Medizin ... 90

Anhang ... 95

11. Deskriptive Bezeichnungen der anatomischen Nomenklatur ... 96
    - 11.1. Vorsprünge, Erhabenheiten, Kanten, Leisten ... 96
    - 11.2. Einsenkungen, Einschnitte, Gänge, Öffnungen, Verbindungen ... 96
    - 11.3. Gegenden, Seiten, Flächen ... 97

	11.4.	Umschriebene Bezirke, Strukturen, Formen	97
	11.5.	Deskriptive Bezeichnungen für Formähnlichkeiten mit konkreten Gegenständen	98
	11.6.	Bezeichnungen für Gelenk- und Muskelbewegungen	98
12.		Auswahl lateinischer und latinisierter griechischer Substantive	99
	12.1.	Anatomische Begriffe	99
	12.2.	Klinische Begriffe	102
	12.3.	Funktionsbegriffe der Physiologie	103
13.		Auswahl wichtiger lateinischer Adjektive	104
14.		Stichwortverzeichnis	106

1. Einleitung

In diesem Buch lernen wir

- wie die medizinischen Fachausdrücke im einzelnen aufgebaut sind,
- wie ihre Bedeutung sich aus diesem Aufbau ableiten läßt,
- wie man ihren Aufbau und ihre Bedeutung leicht erkennen kann und
- wie man sie versteht und korrekt anwendet.

Jedes Fachgebiet hat seine eigene und besondere Fachsprache (= Terminologie). Durch sie benennt, ordnet, beschreibt und erforscht es seine Gegenstände. Beispielsweise verwendet die Medizin zwecks Beschreibung des menschlichen Körpers und seiner krankhaften Störungen Ausdrücke wie „Der Wurmfortsatz" (Appendix vermiformis), „Die Gallenblase" (Vesica fellea), „Morbus haemolyticus neonatorum" (beschleunigter Abbau roter Blutkörperchen beim Neugeborenen) u.ä. Die Physik bedient sich bei der Darstellung von Elektrizität, Magnetismus oder Atomkernzerfall einer anderen Begrifflichkeit, die Soziologie wiederum bedient sich einer eigenen Fachsprache usw. Ein Zugang zu einem Fachgebiet ist ohne das Erlernen seiner Terminologie nicht möglich (Terminus = Begriff, Grenzstein)(Terminologie = 1. die Lehre von der Fachsprache eines Fachgebiets; 2. die Fachsprache selbst).

Man kann das Phänomen der menschlichen *Sprache* allgemein, nicht das Sprechvermögen des Individuums, am besten charakterisieren als ein *Organ* der Gattung Mensch, dies genauso, wie auch beispielsweise die Leber ein Organ des *Individuums* ist. Weil sie, die Sprache, ein Organ einer historischen und öffentlichen Gemeinschaft (Gattung 'Mensch') und nicht des Individuums darstellt, hat sie einen ausschließlich gemeinschaftlichen Charakter. Dieser zeigt sich darin, daß sowohl die Struktur und Bedeutung von Wörtern und Sätzen sozial und historisch determiniert wird, als auch die Veränderung und Entwicklung einer Sprache durch eine Gemeinschaft und ihre Geschichte stattfinden. Somit ist die Sprache in ihrer Gesamtheit ein soziales und historisches Gebilde. Bedeutungen werden gemeinschaftlich konstituiert und verstanden, sie setzen mindestens zwei Benutzer der Sprache voraus ('Sprachgemeinschaft'). Eine Privatsprache für ein Individuum allein kann es daher nicht geben, oder jedenfalls nicht ohne Stützung auf eine vorgängige Gemeinschaftssprache, es sei denn, es sieht nur von außen wie ein Individuum aus, beherbergt jedoch mehrere Persönlichkeiten in sich (MPD = multiple personality disorder).

Die Dienste des öffentlichen Organs *Sprache* für den Menschen lassen sich kurz beschreiben als

- Verständigung in der Welt: *Kommunikation*
- Erkennen und Verstehen der Welt: *Kognition*
- Verändern der Welt: *Modifikation*
- Erzeugen von Welten: *Konstruktion*.

All dies leistet auch eine Fachsprache als ein Organ des betreffenden Fachgebiets. Zum Beispiel dient die medizinische Fachsprache als ein Verständigungsmittel zwischen den Medizinern (Kommunikation). Sie ist das Instrument der Beschreibung und Erforschung des Unwohlseins und seiner Erklärung durch Krankheiten (Kognition). Durch die Beratung des Patienten und durch Gesundheitserziehung trägt sie zu der Produktion von Gütern wie Gesundheit, Wohlbefinden, längeres Leben und Heilkundeabhängigkeit der Menschen bei (Modifikation). Und nicht zuletzt werden durch sie neue Welten erzeugt (Konstruktion), indem die Medizin im Verlaufe ihrer Geschichte durch die Schöpfung von Begriffen und Theorien Sicht-, Handlungs- und Lebensweisen wie auch Dinge erfindet, die es vorher nicht gab (Beispiel: eine neue Krankheit), und die Existenz anderer Dinge und Zusammenhänge vorträgt, die vielleicht imaginär sind (Beispiel: 'Ödipuskomplex', 'Geisteskrankheit', 'psychogene Krankheiten', 'Infektion' u.ä.), und für ihre Beseitigung oder Verhinderung erhebliche Anstrengungen der Gesellschaft und Kultur in Gang setzt.

Es leuchtet daher ein, daß auch die Sprache der Medizin wie jedes andere Organ sorgfältig trainiert und gepflegt werden muß, damit sie als Organ vor Mißbildung, Verkümmerung und Mißbrauch geschützt werden, damit sie sich positiv und nützlich entfalten kann. Diese Aufgabe könnte die Medizin am besten durch eine Einführung der Studierenden in die *Medizinische Linguistik und Semantik* wahrnehmen. Aber ein solches Fachgebiet gibt es nicht einmal in der Forschung, geschweige denn in der Lehre. Da erscheint es als ein Schritt in diese richtige Richtung, daß seit 1971 wenigstens ein kleiner *Kursus der Medizinischen Terminologie* im Curriculum verankert ist, der einen ersten Kontakt mit der Struktur, Funktion und den Problemen der medizinischen Fachsprache ermöglicht.

Das Ziel dieses *Kurses* ist es, dem Studienanfänger beim Umgang mit der nicht ganz leichten Fachsprache der Medizin behilflich zu sein, damit er sich rechtzeitig eine Methode aneignen kann, im Verlaufe seiner Ausbildung eben diese Fachsprache korrekt zu erlernen und sie im Beruf korrekt anzuwenden. Denn aufgrund der historischen Herkunft der westlichen Medizin aus dem antiken Rom und Griechenland hat sich ihre Fachsprache wesentlich auf dem Lateinischen und Griechischen aufgebaut. Und sie gedeiht, trotz des zunehmenden Einflusses des Englischen, weiterhin auf diesem alten Fundament. Im vorklinischen Bereich überwiegt das Lateinische. Anatomische Begriffe sind fast ausschließlich lateinisch. In den klinischen Fächern jedoch wird das Griechische bevorzugt. Krankheitsnamen zum Beispiel sind überwiegend griechischen Ursprungs. Das bedeutet zwar nicht, daß wir in diesem Buch Latein und Griechisch lernen werden. Aber ohne einen Blick auf die lateinisch-griechischen Bestandteile und Wurzeln der Medizinischen Terminologie werden wir nicht auskommen. Damit wir zum Beispiel verstehen können, was es bedeutet, daß Antibiotika und Sulfonamide als schädliche Nebenwirkung auch eine *Agranulozytose* verursachen können, müssen wir den sprachlichen Aufbau dieses Terminus kennen und ihn verstehen. Was bedeutet 'Agranulozytose'?[1]

A-	gran-	ulo-	zyt-	ose	Agranulozytose
Vorsilbe	Grundwort	Nachsilbe	Grundwort	Nachsilbe	
a (gr.)	granum (lat.)	ulum (lat.)	kytos (gr.)	osis (gr.)	bedeutet:
ohne	Korn	-chen	Zelle	Zustand	Fehlen von Körnchenzellen (das sind gekörnte weiße Blutkörperchen).

---

[1] Überall in diesem Buch verwenden wir die Abkürzugen: lat. = lateinisch; gr. = griechisch.

Solche *hybriden* Begriffe, deren Bestandteile mehreren Sprachen entstammen (lat. hybrida = Bastard), sind in der Medizin nicht selten. Das Beispiel zeigt, daß das Erlernen der medizinischen Terminologie

so etwa in der Form von   Agranulozytose = Fehlen von Körnchenzellen

nicht im Vokabellernen besteht. Denn erstens gibt es zu viele davon (geschätzt: mehr als 500.000). Und zweitens reicht selbst die Kenntnis der Grundelemente von Vokabeln (wie Vorsilben, Grundwörtern, Nachsilben, etc.) nicht aus. Hauptziel des Lernprozesses sollte vielmehr der Erwerb der Fähigkeit sein, den Aufbau und den Sinn der Termini (= Begriffe) der Fachsprache mit Hilfe der in ihnen enthaltenen Sprach- und Wortelemente richtig zu erfassen.

Die Erfassung eines Terminus technicus (= Fachausdrucks) basiert nicht auf seiner einfachen Übersetzung. Sie wird ermöglicht durch seine Zerlegung in seine sprachlichen Bestandteile mit anschließender Zusammensetzung ihrer Bedeutungen zu einem sinnvollen Ganzen. Wer dies in Grundzügen beherrscht, wird in der Lage sein, einen medizinischen Text wie diesen vom Sprachlichen her zu verstehen:

„Im Kontext einer rheumatischen Herzerkrankung gemeinsam mit Läsionen an der Aorten- und Mitralklappe kommt das Trikuspidalvitium in etwa 10% der Fälle vor. Die Kommissuren mögen verschmolzen sein, die Chordae verkürzt, die Klappensegel verdickt. Dann liegt zumeist neben der Stenose eine Insuffizienzkomponente vor. Die isolierte Trikuspidalklappenstenose ist ein seltenes Ereignis, wird gelegentlich bei mediterranen Patienten angetroffen. Die Trikuspidalinsuffizienz ist zumeist durch Hypertension im pulmonalen Kreislauf, durch Dilatation des rechten Ventrikels sowie des Anulus als Folge einer Mitral- oder Aortenläsion bedingt ...".

Die sachlichen *Inhalte* jedoch können erst im Verlaufe des Studiums Teil für Teil vermittelt und erworben werden ('Sozialisation des Lehrlings'). Erst wer gelernt hat, was Granulozyten, Granulopoese, Granulozytose und Agranulozytose sind, wodurch diese letzteren Störungen entstehen, wie sie sich äußern, wie sie festgestellt und behandelt werden können usw., verfügt über die Einzelinformationen, die das Bedeutungsfeld des Wortes 'Granulozyt' ('Körnchenzelle') ausmachen. Die Grundlage und Voraussetzung dafür ist das *formale* Beherrschen der medizinischen Terminologie, was wir in diesem Buch lernen wollen.

Das Ziel des Buches ist also nicht die Vermittlung von sachlichen Inhalten der Heilkunde wie etwa Anatomie oder Krankheitslehre, sondern lediglich von fachsprachlichen Grundkenntnissen, die das Verständnis medizinischer Inhalte ermöglichen und erleichtern. Dabei sind, wie bereits oben angedeutet, Minimalkenntnisse in Latein und Griechisch erforderlich. Wer Vorkenntnisse in diesen Sprachen mitbringt, hat es daher leichter. Der Vorteil solcher Vorkenntnisse sollte jedoch nicht überschätzt werden. Denn der Wortschatz der medizinischen Terminologie ist von dem des Schullatein und Schulgriechisch verschieden. Außerdem ist die Wortbedeutung, insbesondere der griechischen Termini, oft eine andere als im Schullatein und Schulgriechisch.

Die Worterklärungen mußten in diesem Büchlein oft kurzgefaßt werden. Gerade weil es die Funktion eines Fachausdruckes ist, Gegenstände oder Sachverhalte zu benennen, für die die Umgangssprache kein angemessenes Wort besitzt, braucht man im Deutschen oft mehrere Sätze, um einen einzigen Ausdruck, wie etwa den Terminus *Antikörper*, richtig und verständlich zu erklären. Daher stellen die Umschreibungen in diesem Buch keine vollständigen sachlichen Erklärungen dar, denn dies ist nicht unsere Absicht. Sie dienen allein am Anfang des Studiums dem besseren und schnelleren Verständnis fachsprachlicher Wortbildungen.

Es wird empfohlen, über unbekannte Wörter nicht hinwegzulesen, sondern in diesem Buch selbst oder, falls mehr Informationen darüber erwünscht sind, in einem Fachlexikon wie Pschyrembel, Zetkin-Schaldach oder Roche-Lexikon-Medizin nachzuschlagen.

Lateinisch-griechische Verben werden in diesem Buch und Kurs nicht behandelt, da wir uns in der Medizin nicht durch lateinische oder griechische Sätze unterhalten. Was wir jedoch brauchen, sind lateinisch-griechische Substantive (= Hauptwörter wie 'Die Leber'), Adjektive (= Eigenschaftswörter wie 'lang') und ihre Deklination (= Beugung), soweit dies in der Medizin von Bedeutung ist. Ferner benötigen wir die Bekanntschaft mit Farbbezeichnungen ('rot', 'grün' usw.), Lagebezeichnungen wie 'rechts' und 'links', einigen Zahlwörtern und Mengenbezeichnungen sowie Präfixen und Suffixen (= Vorsilben und Nachsilben). Ihnen wollen wir uns jetzt zuwenden.

2. Terminologie und Nomenklatur

In der medizinischen Fachsprache sind zunächst die Begriffe *Terminologie* und *Nomenklatur* voneinander zu unterscheiden.

Mit 'Terminologie' bezeichnet man erstens *die Lehre von der Fachsprache* eines Wissenschaftsbereiches und zweitens – was leicht verwirrend ist, aber sich eingebürgert hat – *die betreffende Fachsprache* selbst. Eine solche Fachsprache besteht allerdings nicht nur aus fremdsprachlichen Termini technici wie etwa 'Arteria coronaria dextra' oder 'Acquired immune deficiency syndrome'. Darüber hinaus enthält sie auch deutsche Wörter, die als Termini technici innerhalb der Medizin eine andere Bedeutung haben als in der Umgangssprache. So handelt es sich beispielsweise bei einer 'Kultur' nicht um kulturelle Elemente in der Medizin, sondern um eine Bakterienzucht auf einem eigens dafür hergestellten Nährboden. Ein 'Herd' ist keine Heizstelle, sondern ein umschriebener pathologischer Prozeß in einem Organ. Vor allem aber ist die medizinische Fachsprache, ähnlich der Umgangssprache, eine flexible, lebendige und *offene* Sprache, die sich täglich verändert, indem neue Begriffe hinzukommen und einige andere immer weniger gebraucht werden, bis sie nur noch zur Medizingeschichte gehören. Dabei erfolgen diese Veränderungen nicht nach bestimmten oder bekannten Gesetzmäßigkeiten. Vielmehr bürgern sie sich in einem Prozeß wechselseitiger Übereinkunft 'wie von selbst' ein. Beispielsweise werden in einer neuen, medizinischen Fachpublikation neue Begriffe eingeführt (wie etwa 'Aids' für 'Acquired immune deficiency syndrome'). Sie werden dann von anderen Mitgliedern der Fachgemeinde aufgegriffen, verwendet, modifiziert, weitergegeben usw. Und schon sind sie Bestandteile der Fachsprache.

Unter einer 'Nomenklatur' versteht man dagegen ein relativ starres wissenschaftliches *Bezeichnungssystem*, welches eine kleine Teilmenge der Terminologie der betreffenden Fachsprache darstellt und aus festgelegten 'Namen' besteht (lat. nomen = Name; nomenclatio = Benennung). Ein solches Bezeichnungssystem hat dort einen Sinn, wo eine Wissenschaft eine große Anzahl gleichartiger, feststehender Dinge zu benennen und zu ordnen hat. So gibt es zum Beispiel in den folgenden Wissenschaftsbereichen eine Nomenklatur:

> Die chemische Nomenklatur benennt und ordnet die leblosen Stoffe.
> Die botanische Nomenklatur benennt und ordnet die Pflanzen.
> Die zoologische Nomenklatur benennt und ordnet die Tiere.
> Die anatomische Nomenklatur benennt und ordnet die Teile des menschlichen Körpers.

Die Medizin hat also als Teil ihrer Terminologie auch eine Nomenklatur, jedoch bisher nur eben die *anatomische Nomenklatur*. Sie benennt und systematisiert die Teile des menschlichen Körpers (Muskeln, Knochen, Sehnen, Nerven, Gefäße, Organe, Teile der Organe etc.).

Seit einiger Zeit gibt es auch Bestrebungen, eine 'pathologische Nomenklatur' für Krankheiten international verbindlich einzuführen. Der erste Versuch war SNOP = Systematized Nomenclature of Pathology. Die Weiterentwicklung und Ausdehnung dieses Systems auf die gesamte Medizin ist SNOMED = Systematized Nomenclature of Medicine, die – mit zweifelhaftem Sinn, jedoch erstaunlichem Aufwand – *alles* in der Medizin begrifflich benennt, ordnet, klassifiziert und numeriert. Ein weiteres Beispiel bildet die ICD (= 'International Classification of Diseases'). Mit gleichermaßen zweifelhaftem Sinn und riesigem Aufwand klassifiziert sie für Dokumentationszwecke (in Arztpraxen, Krankenhäusern, Krankenkassen, Genossenschaften usw.) die Namen der Krankheiten, Symptome und Beschwerden und ordnet ihnen (alle paar Jahre andere!) Nummern zu. 'Der Patient: eine Nummer' findet hier den klaren Beweis für seine Nummerhaftigkeit.

Trotz aller dieser Bemühungen gibt es noch keine einwandfreie Methode, nach der man die Krankheiten als feststehende 'nosologische Einheiten' behandeln, klassifizieren und in Systemen ordnen könnte, auch wenn solche Versuche schon seit dem 17. Jahrhundert unternommen werden (siehe S. 89). Somit gibt es im strengen Sinne noch keine 'pathologische Nomenklatur' und keine 'nosologische Nomenklatur', wie es auch keine 'physiologische Nomenklatur' gibt. Man darf hier nur von *Terminologie* sprechen. Denn ein weiterer Unterschied zwischen Terminologie und Nomenklatur besteht darin, daß Nomenklaturen international durch Gremienarbeit festgelegte Bezeichnungs- und Namensordnungen sind, die an die wissenschaftlichen Gemeinschaften zum Gebrauch verbindlich empfohlen werden. Zum Beispiel wird die anatomische Nomenklatur von dafür bestimmten Kommissionen festgelegt und ist international gültig. Ein anatomischer Name gilt in Japan und Australien ebenso wie in Deutschland. (Anatomie-Handbücher von 'Weltgeltung' sind heute noch vollständig in Latein geschrieben.) Ein für alle gültiger Gebrauch der Krankheitsnamen und ihrer Definitionen ist hingegen bisher nirgends international verbindlich festgelegt. Das erweist sich als ein großer Mangel in der Lehre, Forschung und Praxis der Medizin. Die Ursachen dafür sind primär wissenschaftstheoretischer und methodologischer Natur.

3. Die internationale anatomische Nomenklatur

Die anatomische Nomenklatur bezeichnet die einzelnen Teile des menschlichen Körpers. Es gibt etwa 6000 unterschiedliche Bezeichnungen = Nomina anatomica (= NA). Sie wer-

den aus etwa 600 Wortstämmen gebildet, wovon ungefähr 400 lateinischen und 200 griechischen Ursprungs sind. Die auf griechische Stämme zurückgehenden Bezeichnungen werden – ebenso wie die Wörter arabischen Ursprungs und neuere Kunstwörter – wie lateinische Formen behandelt und lateinisch dekliniert. Die NA, initiiert bereits 1895, werden heute von einer internationalen Kommission festgesetzt und sind damit international gültig. Zur Zeit gelten die 1988 festgelegten Internationalen Nomina Anatomica (INA).
Bei den INA wird das erste Wort mit großem Anfangsbuchstaben, alle folgenden Wörter werden kleingeschrieben.

Beispiele: Arteria coronaria cordis dextra (= die rechte Herzkranzarterie)
Hemispherium sinistrum cerebri (= die linke Hirnhalbkugel).

Das gilt auch dann, wenn das erste Wort ein (substantiviertes) Adjektiv ist.

Beispiele: Jeiunum für Intestinum ieiunum
Duodenum für Intestinum duodenum
Sigmoideum für Colon sigmoideum
Cecum für Intestinum cecum (coecum)

Allerdings halten sich deutsche Anatomen und Kliniker nicht strikt an alle INA-Regeln der Rechtschreibung. Die INA schreiben zum Beispiel vor, daß Diphthonge (= Doppelvokale) durch einfache Vokale ersetzt werden.

Beispiele: INA   hier gebräuchlich   Bedeutung

Adhesio   Adhaesio   = die Verklebung
Cecum   Caecum (Coecum)   = der Blinddarm
Esophagus   Oesophagus   = die Speiseröhre
hemorrhoidalis haemorrhoidalis   = Hämorrhoiden betreffend
Aqueductus   Aquaeductus   = Ventrikelverbindung im Gehirn.

Dagegen setzen sich folgende Schreibweisen auch im deutschen Schrifttum allmählich durch:

Perineum (statt früher Perinaeum)   = die Dammgegend
Peritoneum (statt früher Peritonaeum)   = das Bauchfell
peroneus (statt früher peronaeus)   = zum Wadenbein gehörig
Hemispherium (statt Hemisphaerium)   = die Halbkugel; Bezeichnung für die
                                           Groß- bzw. Kleinhirnhälfte.

Die Schreibweise von i bzw. j wird verschieden gehandhabt. Korrekt wäre stets das i, weil es in Latein kein j gibt. In der Klinik hat sich jedoch die Schreibweise j durchgesetzt, wie z.B. bei Jejunum oder conjunctivalis. Das lateinische Alphabet kennt auch kein k und kein w, und es gibt nur einige wenige Wörter mit z. Für k und z steht c. In der Klinik schreibt man allerdings wieder 'Karzinom' statt 'Carcinom'. Für einige, häufig vorkommende Oberbegriffe sind folgende Abkürzungen international üblich:

Im Singular: Im Plural:

A.	= Arteria	= die Schlagader	Aa.	= Arteriae
V.	= Vena	= die Blutader	Vv.	= Venae
M.	= Musculus	= der Muskel	Mm.	= Musculi
N.	= Nervus	= der Nerv	Nn.	= Nervi
R.	= Ramus	= der Ast	Rr.	= Rami
Gl.	= Glandula	= die Drüse	Gll.	= Glandulae
Lig.	= Ligamentum	= das Band	Ligg.	= Ligamenta.

Der Plural wird also durch Verdoppelung des letzten Buchstabens des Kürzels in Kleinschreibung gekennzeichnet. Diese Abkürzungen werden auch im folgenden verwendet.

4. Die Substantive und ihre Deklination

Man unterscheidet bei den Substantiven in den meisten indogermanischen Sprachen:

Genus	= Geschlecht	z.B.: *die* Arterie, *der* Muskel
Casus/Kasus	= Fall	z.B.: *des* Muskels, *dem* Muskel
Numerus	= Zahl	Einzahl, Mehrzahl.

Nicht in allen indogermanischen Sprachen haben Substantive Geschlechter. Im Deutschen wird das Genus durch den Artikel (das Geschlechtswort: der, die, das) ausgedrückt. Durch Deklination (Beugung) kommen die verschiedenen Kasus (= Fälle wie Genitiv, Dativ usw.) und der Numerus, nämlich Singular (Einzahl) bzw. Plural (Mehrzahl), zustande. Dabei wird sowohl der Artikel verändert (wie: der, des, dem, den), als auch – durch unterschiedliche Endungen – das Substantiv selbst, z.B. der Muskel, des Muskels, dem Muskel, den Muskeln. Im Lateinischen gibt es auch drei Geschlechter:

Arteria	weiblich	(Femininum: f)
Musculus	männlich	(Masculinum: m)
Ligamentum	sächlich	(Neutrum: n).

Es gibt jedoch keinen Artikel. Das Genus wird wie in den eben genannten drei Beispielen durch die Substantivendung ausgedrückt. Durch ihre Veränderungen in der Deklination kommen die Kasus und Numeri zustande. Man unterscheidet im Lateinischen bei den Substantiven *nach ihrem Stammauslaut fünf Deklinationen:*

a-, o-, konsonantische + i-, u- und e-Deklination.

Die konsonantische und die i-Deklination zusammen werden auch als dritte oder 'gemischte' Deklination bezeichnet (siehe unten). Und in jeder Deklination gibt es fünf, manchmal sechs Fälle (Kasus) jeweils in Singular und Plural wie z.B.:

		Singular	Plural
Nominativ	der Muskel	musculus	musculi
Genitiv	des Muskels	musculi	musculorum
Dativ	dem Muskel	musculo	musculis
Akkusativ	den Muskel	musculum	musculos
Ablativ	–	musculo	musculis
Vokativ	–	–	–

Den *Stock* eines Substantivs ('Wortstock') findet man, indem man die Endung im Genitiv Singular abstreicht. Wenn man im Genitiv Plural die Endung abstreicht, erhält man den *Stamm*:

Wortstock und Wortausgang: muscul-i.
Stamm und Endung: musculo-rum.

Ist der Stammauslaut ein Konsonant, so fallen Stamm und Wortstock zusammen. Orientieren kann man sich bei den Deklinationen am besten an dem Prinzip 'Wortstock und Wortausgang'. So werden auch wir vorgehen.

Im folgenden werden die Deklinationen nacheinander anhand von Beispielen dargestellt. Dabei beschränken wir uns für die medizinischen Zwecke nur auf die zwei Fälle *Nominativ* und *Genitiv* (!), weil wir in der Medizin keine Sätze in Latein oder Griechisch bilden und daher die anderen vier Fälle nicht benötigen.

4.1. Die erste oder a-Deklination

Medizinische Termini, die nach a-Deklination dekliniert werden, sind:

1. *Lateinische* Feminina mit der Endung *-a* im Nom. Sing.

Beispiele:
retina, ae f.   = die Netzhaut   axilla, ae f.   = die Achselhöhle
fovea, ae f.   = die Grube   scapula, ae f. = das Schulterblatt
vesica, ae f.   = die Blase   orbita, ae f.   = die Augenhöhle
arteria, ae f. = die Schlagader   maxilla, ae f. = der Oberkiefer
plica, ae f.   = die Falte   linea, ae f.   = die Linie.

	Singular	Plural
Nominativ	retin-a	retin-ae
Genitiv	retin-ae	retin-arum

2. Einige Masculina *griechischer* Herkunft mit der Endung *-es* oder *-as* im Nom. Sing.

Beispiele: diabetes, m. = die Harnruhr
ascites, m. = die Bauchwassersucht
psoas, m. = die Lende(ngegend)

	Singular	Plural
Nominativ	diabet-es	diabet-ae
Genitiv	diabet-ae	diabet-arum

3. Feminina *griechischer* Herkunft mit der Endung *-e* im Nom. Sing.

Beispiele: raphe, ae f. = die Naht   perone, ae f. = das Wadenbein

	Singular	Plural
Nominativ	raphe	raph-ae
Genitiv	raph-ae	raph-arum

In der Medizin ist, dem Deklinationsschema treu, im Gen. Sing. *raphae* üblich (wie z.B. Nuclei raphae medullae oblongatae), während Altphilologen *raphes* deklinieren.

4.2. Die 2. oder o-Deklination

Die Wörter dieser Deklination sind in der Regel:

a. Masculina mit der Endung *-us* und *-er* im Nom. Sing.
b. Neutra mit der Endung *-um* oder *-on* im Nom. Sing.

Beispiele: a. oculus, i m. = das Auge   cancer, cancri m. = der Krebs
             pylorus, i m. = der Magenausgang   puer, i m. = der Knabe

          b. collum, i n. = der Hals   ganglion, i n. = der Knoten
             atrium, i n. = der Vorhof   colon, i n. = der Dickdarm

	Singular	Plural
Nominativ	ocul-us	ocul-i
Genitiv	ocul-i	ocul-orum

Nominativ	coll-um	coll-a (!)
Genitiv	coll-i	coll-orum

Merke: Alle Neutra, gleichgültig welcher Deklination, haben im *Nominativ Plural* die Endung *-a*. Ferner: Die Wörter mit der Endung *-on* im Nom. Sing. wurden aus dem Griechischen übernommen und latinisiert:

Beispiele: ganglion, i n. = der Knoten   olecranon, i n. = der Ellenbogenhöcker
              acromion, i n. = die Schulterhöhe   neuron, i n.   = der Nerv.

	Singular	Plural
Nominativ	gangli-on	gangli-a (!)
Genitiv	gangli-i	gangli-orum

Ausnahmsweise wird nach dieser Deklination auch dekliniert: diameter, diametri f. = der Durchmesser.

4.3. Die 3. oder 'gemischte' Deklination

Die Substantive dieser Deklination haben keine einheitliche Endung im Nominativ Sing. Die verschiedenen Casusendungen treten an den konsonantisch bzw. auf *-i* auslautenden Stamm. Das Genus ist, jeweils mit Ausnahmen, an den Nominativendungen abzulesen. Hierfür gelten folgende grobe Faustregeln, die allerdings nicht alle Substantive dieser Deklination abdecken:

Masculina sind die Substantive mit den Endungen *-or, -tor, -ter* im Nom. Sing.

Beispiele: extensor, oris m. = der Strecker   rotator, oris m. = der Dreher
              dolor, oris m.   = der Schmerz   ureter, eris m.   = der Harnleiter
              levator, oris m.   = der Heber   masseter, eris m. = der Kaumuskel

Ausnahme: cor, cordis n. (!)   = das Herz.

	Singular	Plural
Nominativ	extens-or	extensor-es
Genitiv	extensor-is	extensor-um

Feminina sind die Substantive mit den Endungen *-io, -tio, -tas* im Nom. Sing.

Beispiele: regio, onis f.   = die Gegend   portio, onis f.   = der Anteil
laesio, onis f.   = die Verletzung   formatio, onis f. = das Gebilde
extremitas, itatis f. = die Gliedmaße.

	Singular	Plural
Nominativ	reg-io	region-es
Genitiv	region-is	region-um

Neutra sind die Substantive mit den Endungen *-men, -us, -ma, -ur, -e, -al, -ar* und die Wörter *caput, fel, lac, inguen*.

Beispiele: abdomen, minis n. = der Bauch   caput, capitis n. = der Kopf
ulcus, ulceris n. = das Geschwür   lac, lactis n.   = die Milch
soma, somatis n. = der Körper   inguen, inis n.   = die Leistengegend.

	Singular	Plural
Nominativ	abdo-men	abdomin-a (!)
Genitiv	abdomin-is	abdomin-um

	Singular	Plural
Nominativ	ulc-us	ulcer-a (!)
Genitiv	ulcer-is	ulcer-um

	Singular	Plural
Nominativ	so-ma	somat-a (!)
Genitiv	somat-is	somat-um

Die Substantive mit der Endung *-ma* wurden aus dem Griechischen übernommen und latinisiert. Beispiele: soma, trauma (die Verletzung), sperma (der Samen), diaphragma (das Zwerchfell), chiasma (die Kreuzung), aneurysma (die Aussackung einer Arterie).

Viele andere, aus dem Griechischen übernommene Wörter weisen auch Konsonantenstämme auf und werden nach der dritten Deklination dekliniert. Die 3. Deklination wird auch 'gemischt' genannt, weil sie außer Stämmen auf Konsonanten auch solche auf *-i* enthält, die die gleiche Silbenzahl im Nom. Sing. und Gen. Sing. haben ('gleichsilbige Substantive' auf *-is* und *-es* wie *febris, febris* f.). Diese reinen i-Stämme und die gemischten

Stämme haben im Gegensatz zu den konsonantischen Stämmen den Wortausgang *-ium* im Genitiv Plural: i-Deklination!

Als grobe Merkregel dafür gilt: Die gleichsilbigen Substantive auf *-is* und *-es*, ferner die Wörter auf *-e*, *-al* und *-ar* sowie die Substantive, deren Stamm auf zwei Konsonanten auslautet, gehören (meistens, nicht immer) zur i-Deklination, haben also im *Genitiv Plural* den Wortausgang *-ium*. Ausnahmen siehe unten.

Die Deklination der i-Stämme (i-Deklination):

Beispiele: a. naris, is f.   = das Nasenloch, Pl. die Nase
  b. rete, retis n. = das Netz
  c. dens, ntis m. = der Zahn.

	Singular	Plural
Nominativ	nar-is	nar-es
Genitiv	nar-is	nar-ium

	Singular	Plural
Nominativ	ret-e	ret-ia (!)
Genitiv	ret-is	ret-ium

	Singular	Plural
Nominativ	de-ns	dent-es
Genitiv	dent-is	dent-ium

Weitere Beispiele:

axis, is m.	= die Achse	natis, is, f.	= die Gesäßbacke
canalis, is m.	= die Rinne	auris, is f.	= das Ohr
vermis, is m.	= der Wurm	cutis, is f.	= die Haut
testis, is m.	= der Hoden	lens, lentis f.	= die Linse
fons, ntis m.	= die Quelle	frons, ntis f.	= die Stirn
pons, ntis m.	= die Brücke	pars, partis f.	= der Teil
mons, ntis m.	= der Berg	fauces, faucium f.	= der Schlund
venter, tris m.	= der Bauch	calcar, is n.	= der Sporn
gaster, tris m.	= der Magen	animal, alis n.	= das Tier
clunis, is m./f.	= die Gesäßbacke	ile, ilis n.	= die Weichen.[2]

---

[2] Gemeint sind die weichen Körperabschnitte zwischen Rippen und Beckenknochen, 'der Unterleib'.

Ausnahmen sind aus dem Griechischen stammende Substantive wie:

larynx, ngis f.	= Kehlkopf	phalanx, ngis f.	= Finger-/Zehenglied
meninx, ngis f.	= Hirnhaut	pharynx, ngis m./f.	= Rachen
salpinx, ngis f.	= Trompete	atlas, ntis m.	= der 1. Halswirbel.

Obwohl ihr Stamm auf zwei Konsonanten auslautet, deklinieren sie *nicht* nach der i-, sondern nach der rein *konsonantischen* Deklination:

	Singular	Plural
Nominativ	lary-nx	laryng-es
Genitiv	laryng-is	laryng-um

Weitere Beispiele für die konsonantische Deklination (nicht i !):

paries, parietis m.	= Wand	margo, marginis f. + m.	= Rand
thorax, thoracis m.	= Brustkorb	cartilago, cartilaginis f.	= Knorpel
apex, icis m.	= Spitze	cuspis, cuspidis, f.	= Zipfel
cortex, icis m.	= Rinde	iris, iridis f.	= Regenbogen
vertex, icis m.	= Spitze	hepatitis, hepatitidis f.	= Leberentzündung
fornix, icis m.	= Gewölbe	os, oris, ora, orum (!) n.	= der Mund
cervix, icis f.	= Hals	os, ossis, ossa, ossium (!) n.	= der Knochen
radix, icis f.	= Wurzel	vas, vasis, vasa, vasorum (!) n.	= das Gefäß.

4.4. Die 4. oder u-Deklination

Nach der 4. Deklination deklinieren:
    a.   Gewisse Masculina mit der Endung *-us*
          Ausnahme: manus, us f. = die Hand
    b.   Neutra mit der Endung *-u*.

Beispiele:
a. plexus, us m. = das Geflecht   meatus, us m. = der Gang
    tractus, us m. = der Strang   hiatus, us m. = der Spalt
    ductus, us m. = der Gang, Kanal   sinus, us m. = die Ausbuchtung
b. cornu, us n. = das Horn
    genu, us n. = das Knie.

	Singular	Plural
Nominativ	plex-us	plex-us
Genitiv	plex-us	plex-uum

Nominativ	corn-u	corn-ua
Genitiv	corn-us	corn-uum

Im Gen. Singular und im Nom. Plural wird die Endung *-us* lang gesprochen.

4.5. Die 5. oder e-Deklination

In der medizinischen Fachsprache kommen folgende Feminina aus dieser Deklination vor:

facies, -iei f.   = das Gesicht, die Ansicht   scabies, -iei f. = die Krätze
superficies, -iei f. = die Oberfläche   species, -iei f. = die Art
caries, -iei f.   = der Knochenfraß   (Species im Plural = 'die Teemischung')
                                                       (z.B.: Species diureticae).

Sie werden nach dem folgenden Muster dekliniert:

	Singular	Plural
Nominativ	fac-ies	fac-ies
Genitiv	fac-iei	fac-ierum

5. Die Adjektive

5.1. Die Deklination der Adjektive

Manchmal erfordert ein Objekt, das man durch ein *Substantiv* benannt hat, wie zum Beispiel *das Auge*, zu seiner näheren Kennzeichnung auch ein Eigenschaftswort = *Adjektiv*. Beispiel: *das rechte* Auge. Da man auch manchmal einen solchen zusammengesetzten Begriff deklinieren muß, wie zum Beispiel 'die Linse *des rechten* Auges', benötigen wir außer der Deklination der Substantive, die wir bereits gelernt haben, auch die Deklination der Adjektive (wie z.B. '... des rechten ...'). Als erste Voraussetzung dazu *merke*: Ein Adjektiv richtet sich immer in Genus, Numerus und Kasus (Geschlecht, Anzahl und Fall) nach dem dazugehörigen Substantiv und wird diesem (in der anatomischen Nomenklatur immer) nachgestellt, indem man nicht sagt, 'das rechte Auge', sondern *das Auge rechts*. Man unterscheidet zwei Gruppen von Adjektiven:

5.1.1. Die *Gruppe 1* dekliniert nach der a- bzw. o-Deklination. Dementsprechend umfaßt sie Adjektive, die im Nominativ Sing. eine jeweils eigene Endung für Masculina, Feminina und Neutra haben, nämlich *-us, -a* oder *-um*, z.B.:

1a) m. ramus *longus* = der lange Ast   tumor *magnus* = die große Schwellung
    f. fibra *longa* = die lange Faser   pars *magna* = der große Teil
    n. collum *longum* = der lange Hals   foramen *magnum* = das große Loch.

Die Gruppe 1 besteht aus zwei Untergruppen a und b. Die eben genannten drei Beispiele kennzeichnen die Untergruppe a. In der Untergruppe b hat ein Adjektiv im Nomin. Sing. die Endung *-er* statt *-us*:

1b) m. oculus *dexter* = das rechte Auge   nucleus *ruber* = der rote Kern
    f. orbita *dextra* = die rechte Augenhöhle substantia *rubra* = die rote Substanz
    n. atrium *dextrum* = der rechte Vorhof   stratum *rubrum* = die rote Schicht.

Beispiele:
1a. longus, a, um = lang; der/die/das lange X   latus, a, um = breit
    parvus, a, um = klein; der/die/das kleine X   cavus, a, um = hohl
    albus, a, um = weiß; der/die/das weiße X   rarus, a, um = selten.

	Singular	Plural
Nominativ	long-us	long-i
Genitiv	long-i	long-orum

	Singular	Plural
Nominativ	long-a	long-ae
Genitiv	long-ae	long-arum

	Singular	Plural
Nominativ	long-um	long-a (!)
Genitiv	long-i	long-orum

1b. dexter, dextra, dextrum   = rechts; der/die/das rechte X
    sinister, sinistra, sinistrum = links; der/die/das linke X
    niger, nigra, nigrum   = schwarz; der/die/das schwarze X
    neuter, neutra, neutrum   = keins von beiden
    miser, misera, miserum   = elend   liber, libera, liberum = frei.

	Singular	Plural
Nominativ	dexter	dextr-i
Genitiv	dextr-i	dextr-orum

Nominativ	dextra	dextr-ae
Genitiv	dextr-ae	dextr-arum

Nominativ	dextrum	dextr-a (!)
Genitiv	dextr-i	dextr-orum

5.1.2. Die *Gruppe 2* umfaßt Adjektive, die wie die Substantive der gemischten, 3. Deklination, und zwar vorwiegend der i-Deklination, deklinieren. Das heißt, sie haben im *Nominativ Plural des Neutrum* die Endung *-ia* und *im Genitiv Plural in allen drei Genera* die Endung *-ium*. Hinsichtlich der Nominativendung im Singular können drei Untergruppen unterschieden werden:

2a. D̲r̲e̲i̲endige Adjektive: *-er* (masc.), *-is* (fem.), *-e* (neutr.):
 Diese Adjektive sind in der medizinischen Fachsprache selten.
2b. Z̲w̲e̲iendige Adjektive: *-is* (masc. und fem.), *-e* (neutr.).
2c. E̲i̲nendige Adjektive: *-x* oder *-s* (masc., fem. und neutr.).
 E̲i̲nendige Adjektive: *-ns* (masc., fem. und neutr.). Die meisten dieser Adjektive sind eigentlich die Partizipien im Präsens der zugehörigen Verben (z.B. perfora̲ns̲ von perforare; abduce̲ns̲ von abducere), werden aber behandelt wie die übrigen Adjektive.

Beispiele:
a. acer, acris, acre = scharf
celer, celeris, celere = schnell
b. brevis, brevis, breve = kurz
gravis, gravis, grave = schwer
ovalis, ovalis, ovale = eiförmig
axillaris, axillaris, axillare = zur Achselhöhle gehörig
c. simplex, simplex, simplex = einfach
teres, teres, teres, = stielrund (wie ein Bleistift)
deferens, deferens, deferens = hinabführend.

	Singular			Plural		
	masc.	fem.	neutr.	masc.	fem.	neutr.
Nom. Gen.	ac-er acr-is	acr-is acr-is	acr-e acr-is	acr-es acr-ium	acr-es acr-ium	acr-ia acr-ium
Nom. Gen.	brev-is brev-is	brev-is brev-is	brev-e brev-is	brev-es brev-ium	brev-es brev-ium	brev-ia ! brev-ium

Nom.	simple-x	simple-x	simple-x	simplic-es	simplic-es	simplic-ia
Gen.	simplic-is	simplic-is	simplic-is	simplic-ium	simplic-ium	simplic-ium
Nom.	tere-s	tere-s	tere-s	teret-es	teret-es	teret-ia
Gen.	teret-is	teret-is	teret-is	teret-ium	teret-ium	teret-ium
Nom.	defere-ns	defere-ns	defere-ns	deferent-es	deferent-es	deferent-ia
Gen.	deferent-is	deferent-is	deferent-is	deferent-ium	deferent-ium	deferent-ium

Es wurde weiter oben gesagt, daß die Adjektive dieser Gruppe 2 *vorwiegend* nach i-Deklination deklinieren. Zu den wenigen Ausnahmen, die nicht nach der i-, sondern nach der rein konsonantischen Deklination deklinieren, gehören:

biceps = zweiköpfig; triceps = dreiköpfig; quadriceps = vierköpfig

Zum Beispiel:

Nom.	biceps	biceps	biceps	bicipit-es	bicipit-es	bicipit-a
Gen.	bicipit-is	bicipit-is	bicipit-is	bicipit-um	bicipit-um	bicipit-um.

Auch das Adjektiv *celer, celeris, celere* (= schnell) gehört dazu. Ein Beispiel:

	Singular	Plural
Nominativ	pulsus celer	pulsus celeres
Genitiv	pulsus celeris	pulsuum celerum

5.1.3. Beispiele der Verknüpfung von Substantiven und Adjektiven:

Musculus transversus abdominis = der querverlaufende Muskel des Bauches
Pes sinister = der linke Fuß
Pars sinistra = der linke Teil
Colon transversum = der querverlaufende Teil des Dickdarms
Rami cutanei nervorum thoracicorum = die Hautäste der Brustkorbnerven
Musculus flexor digitorum superficialis = der oberflächlich gelegene Fingerbeuger (= der oberflächlich gelegene Beugemuskel der Finger. Beachte den Genitiv!)
Appendix vermiformis (f.!) = das wurmförmige Anhängsel ('der Blinddarm')
Ligamentum teres uteri = das stielrunde Band der Gebärmutter
Trigonum inguinale = das Leistendreieck
Colon ascendens = der aufsteigende Teil des Dickdarms
Arteria occipitalis medialis = die zur Mitte hin liegende Hinterhauptarterie
Plexus lymphaticus axillaris = das Geflecht der Achselhöhlenlymphknoten.

In einem der obigen Beispiele kam das Wort 'thoracicorum' vor. Es leitet sich nicht von dem Substantiv *thorax, thoracis, thoraces, thoracum* m. (der Brustkorb), sondern von dem Adjektiv *thoracicus* ab: *thoracicus, thoracici, thoracici, thoracicorum* m. (zum Brustkorb gehörig). Siehe Adjektivsuffixe §5.3 + §8.4.2 (S. 26, 65).

5.2. Die Steigerung der Adjektive

Die *1. Steigerungsstufe (der Komparativ)* wird ausgedrückt:

a) für masc. und fem. durch die Endung *-ior*   z.B.   longior   = der/die längere
b) für neutr. durch die Endung *-ius*   longius   = das längere

Die *2. Steigerungsstufe (der Superlativ)* wird ausgedrückt:

a) für masc. durch die Endung *-issimus*   z.B.   longissimus   = der längste
b) für fem. durch die Endung *-issima*   longissima   = die längste
c) für neutr. durch die Endung *-issimum*   longissimum   = das längste

Der Komparativ folgt der 3., konsonantischen Deklination. Der Superlativ folgt, je nach Endung im Nom. Sing., der 1. und 2. Deklination. Die Endungen werden jeweils an den Wortstock des Adjektivs angehängt.

Beispiele: a. longus, longa, longum = lang; der/die/das lange X
              b. brevis, brevis, breve = kurz; der/die/das kurze X

		Singular		
		masc.	fem.	neutr.
Positiv	Nom.	longus	longa	longum
Komparativ	Nom.	long-ior	long-ior	long-ius (!)
	Gen.	longior-is	longior-is	longior-is
Superlativ	Nom.	long-issimus	long-issima	long-issimum
	Gen.	long-issimi	long-issimae	long-issimi

Positiv	Nom.	brevis	brevis	breve
Komparativ	Nom.	brev-ior	brev-ior	brev-ius (!)
	Gen.	brevior-is	brevior-is	brevior-is
Superlativ	Nom.	brev-issimus	brev-issima	brev-issimum
	Gen.	brevissim-i	brevissim-ae	brevissim-i

		Plural		
Positiv	Nom.	longi	longae	longa (!)
Komparativ	Nom.	longior-es	longior-es	longior-a
	Gen.	longior-um	longior-um	longior-um
Superlativ	Nom.	longissim-i	longissim-ae	longissim-a (!)
	Gen.	longissim-orum	longissim-arum	longissim-arum
		für *brevis* entsprechend		

Im Superlativ hiervon abweichend gesteigert werden die Adjektive auf *-er* im Nom. Sing. (wie: dexter, sinister), indem *an die Nominativendung des Sing.* für den Superlativ die Endungen *-rimus, -rima, -rimum* angehängt werden. Zum Beispiel:

celer	celeris	celere	niger	nigra	nigrum
celerior	celerior	celerius	nigrior	nigrior	nigrius
celerrimus	celerrima	celerrimum	nigerrimus	nigerrima	nigerrimum

(Ihre Deklination folgt allerdings dem obigem Schema.) Die Adjektive im *Komparativ* haben im *Nominativ Plural des Neutrum* die Endung *-a* und im *Genitiv Plural in allen drei Genera* die Endung *-um* (nicht *-ia, -ium* wie die Adjektive der zweiten Gruppe im Positiv). Folgende Adjektive werden *unregelmäßig* gesteigert, indem für Komparativ und Superlativ andere Wortstämme hinzukommen:

magnus	= groß	maior, maior, maius	maximus, a, um
parvus	= klein	minor, minor, minus	minimus, a, um
bonus	= gut	melior, melior, melius	optimus, a, um
malus	= schlecht	peior, peior, peius	pessimus, a, um

Ansonsten erfolgt die Deklination nach obigem Schema, also z.B. für maior:

maior   majoris   maiores/maiora   maiorum.

Einige Komparative sind von Präpositionen abgeleitet. Bisweilen fehlen ihnen Positiv oder Superlativ. Einige von ihnen sind als Lagebezeichnungen in der anatomischen Nomenklatur wichtig.

Beispiele:

Von	*ante*	= vor	und	*post*	= hinter
	anterior	= der vordere, weiter vorn gelegen		posterior	= der hintere, weiter hinten gelegen

Von	*infra*	= unterhalb	**und**	*supra*	= oberhalb
	inferior	= der untere, weiter unten gelegen		superior	= der obere, weiter oben gelegen
	imus infimus	= der unterste, am weitesten unten gelegen		supremus	= der oberste, am weitesten oben gelegen
Von	*intra*	= innerhalb	**und**	*extra*	= außerhalb
	interior	= der innere, weiter innen gelegen		exterior	= der äußere, weiter außen gelegen
	intimus	= der innerste, am meisten innen gelegen		extremus	= der äußerste, am meisten außen gelegen

5.3. Verzeichnis wichtiger Adjektivsuffixe

Ein Suffix (wie '-heit' in dem Wort 'Mensch*heit*') ist eine Nachsilbe, die die Bedeutung des Wortes, an dessen Stamm sie angehängt wird, modifiziert. Es gibt Suffixe wie '-heit' in 'Mensch*heit*', mit Hilfe derer man Substantive bildet (= *Substantivsuffixe*, siehe später), und solche, deren Anwendung wie zum Beispiel '-lich' in dem Adjektiv 'mensch*lich*' Adjektive hervorbringt. Diese Suffixe heißen daher *Adjektivsuffixe*.

Wie wir bereits oben an den Beispielen 'ov*alis*' und 'axill*aris*' gesehen haben, befinden sich unter den Adjektiven der medizinischen Fachsprache viele, die auf diese Weise durch Adjektivsuffixe entstehen. Beispiel: die Suffixe *-alis* und *-aris* bezeichnen allgemein eine lagemäßige Zugehörigkeit. *Axilla, axillae, axillae, axillarum* f. bedeutet Achselhöhle, und das Substantiv *latus, lateris, latera, laterum* n. heißt Seite, also:

later*alis* = zur Seite hin gelegen
axill*aris* = zur Achselhöhle gehörig.

Lautet der Stamm auf einen Vokal aus und beginnt auch das Suffix mit einem Vokal, so fällt der Vokal des Wortstammes weg. (Es sei daran erinnert, daß man den Wortstamm eines Substantivs findet, indem man die Genitiv-Plural-Endung wegstreicht). Zum Beispiel:

cerebellum, i n.; cerebello-aris wird zu cerebellaris = zum Kleinhirn gehörig.

Vielfach werden die Adjektivsuffixe auch an zusammengesetzte Termini angehängt. Auf diese Weise können Lage- und Funktionsbeziehungen u.ä. genau ausgedrückt werden, z.B.:

Arteria gastroduodenalis = Arterie, die Magen und Zwölffingerdarm versorgt.

Medizinische Adjektive, die auf diese Weise durch Adjektivsuffixe entstehen, werden dekliniert und gesteigert ihren *Endungen entsprechend* genauso, wie bereits oben besprochen wurde. Im folgenden werden die wichtigsten Adjektivsuffixe mit ihren jeweiligen Bedeutungen und einigen Beispielen aufgeführt. Ein Pfeil regt jeweils zur Auskundschaftung des betreffenden Wortes an (vgl. auch die Liste der Suffixe ab S. 61 ff.).

Suffix	Bedeutung
-alis, -aris, -(ar)ius (lat.)	Zugehörigkeit ein allgemeiner und topographischer Bezug (gr. *topos* = der Ort) (topographisch = den Ort, die Lage beschreibend)
renalis orbitalis hepatoduodenalis solaris cerebellaris coronarius	= die Niere betreffend = zur Augenhöhle gehörig, die Augenhöhle betreffend = zur Leber und zum Zwölffingerdarm gehörig = sonnenförmig (lat. *sol* = die Sonne) = zum Kleinhirn gehörig, das Kleinhirn betreffend = kranzförmig (lat. *corona* = der Kranz)
-atus (lat.)	versehen sein mit, Formähnlichkeit (-artig)
capitatus serratus hamatus	= mit einem Kopf versehen (lat. *caput* = der Kopf) = sägeartig (lat. *serra* = die Säge) = mit einem Haken versehen (lat. *hamus* = der Haken)
-(ac)eus (lat.)	stoffliche oder farbliche Ähnlichkeit (-artig)
membranaceus purpureus	= hautartig, häutig = purpurrot (lat. *purpura* = die Purpurfarbe)
-eus (gr.)	topographische Zugehörigkeit
meningeus pharyngeus	= zur Hirnhaut gehörig (→ *meninx*) = zum Rachen gehörig (→ *pharynx*)
-fer, -ferus (gr./lat.)	Hervorbringung
sudorifer lactifer	= schweißtreibend, -absondernd (→ *sudor*) = milchführend (→ *lac*).
-formis (lat.)	Formähnlichkeit (geformt wie, -förmig)
vermiformis cuneiformis	= wurmförmig (→ *vermis*) = keilförmig (lat. *cuneus*, i m. = der Keil)

-icus, -acus (gr.)	Zugehörigkeit, -förmig, betreffend (topographisch und im übertragenen Sinne als Formähnlichkeit)
opticus	= das Sehen betreffend (gr. *opsis* = das Sehen)
coeliacus	= zur Bauchhöhle gehörig (gr. *koilia* = die Bauchhöhle)
thoracicus	= zum Brustkorb gehörig (→ *thorax*)
zygomaticus	= jochförmig (gr. *zygon* = das Joch)
-(o)ideus (gr.)	Formähnlichkeit (geformt wie, -förmig)
rhomboideus	= rhombusförmig
arytenoideus	= gießbeckenförmig (gr. *arytaina* = das Gießbecken)
hyoideus	= ypsilonförmig
thyreoideus	= schildförmig (gr. *thyreos* = der Schild)
-inus (gr./lat.)	Zugehörigkeit (topographisch und im übertragenen Sinne als stoffliche Ähnlichkeit und Formähnlichkeit)
uterinus	= zur Gebärmutter gehörig
adamantinus	= stählern, stahlartig (lat. *adamas* = der Stahl)
hyalinus	= gläsern, glasartig (gr. *hyalos* = das Glas)
trichinus	= haarförmig
-ior, -issimus (lat.)	Steigerungssuffixe (s. S. 24)
-ivus (lat.)	Fähigkeit, Vorgang
sedativus	= beruhigend (lat. *sedare* = beruhigen)
auditivus	= das Hören betreffend
-lentus (lat.)	Fülle (reich an, voll von)
sanguinolent	= blutig, voll Blut (→ *sanguis*)
purulent	= eitrig, voll Eiter (lat. *pus*, puris n. = der Eiter)
-orius (lat.)	Fähigkeit, Vorgang
obturatorius	= verstopfend
oculomotorius	= die Augenbewegung betreffend (lat. *motio* = die Bewegung)
olfactorius	= das Riechen betreffend
-osus (lat.)	Fülle (reich an, voll von, bestehend aus)
mucosus	= reich an Schleim (lat. *mucus* = der Schleim)
adiposus	= reich an Fett (lat. *adeps* = das Fett)
cribrosus	= aus einem Sieb bestehend (lat. *cribrum* = das Sieb)

5.4. Die Lage- und Richtungsbezeichnungen

Im folgenden werden diejenigen Adjektive, die am menschlichen Körper Lage oder Richtungen bezeichnen, gesondert aufgeführt und zwar paarweise, da es zu fast jedem Adjektiv dieser Gruppe ein Gegenteil gibt. Alle diese Lage- und Richtungsbezeichnungen beziehen sich auf den menschlichen Körper ohne Rücksicht auf seine Position im Raum. Bezeichnungen wie kranial = kopfwärts und kaudal = schwanzwärts (= steißwärts) sind auch beim liegenden Patienten eindeutig, während bei dieser Lage die Vertikalachse eigentlich zur Horizontalachse wird. Die Vertikalachse verläuft grundsätzlich kranio-kaudal, die Horizontalachse senkrecht dazu.

Alle Begriffe, die eine Lage bezeichnen, werden *relativ*, d.h. in bezug auf etwas gebraucht. Man frage also: 'lateral von ...?', 'distal von ...?' usw. Zum Beispiel ist die Hand distal vom Ellbogengelenk, d.h. in bezug auf das Ellbogengelenk körperfern gelegen. Nur der Begriff *median* (medianus) ist absolut und hat keinen Gegenbegriff. Er bedeutet 'genau in der Körpermitte, in der Symmetrieebene' (Medianebene) oder 'genau in der Mitte zwischen zwei anderen Strukturen gelegen'.

superior, ius	= oben gelegen; der/die/das obere X
inferior, ius	= unten gelegen; der/die/das untere X
kranial (cranialis), e	= kopfwärts gelegen (lat. cranium, i n. = der Schädel)
kaudal (caudalis), e	= steißwärts gelegen (lat. cauda, ae f. = der Schwanz)
medial(is), e	= zur Mitte hin gelegen (lat. medium, i. n = die Mitte)
lateral(is), e	= zur Seite hin gelegen (lat. latus, eris n. = die Seite)
proximal(is), e	= körpernah gelegen (proximus = der nächste)
distal(is), e	= körperfern gelegen (disto = entfernt)
ventral(is), e	= bauchwärts, zum Bauch hin gelegen, vorderseitig
dorsal(is), e	= rückenwärts, zum Rücken hin gelegen, rückseitig
anterior, ius	= vorn gelegen; der/die/das vordere
posterior, ius	= hinten gelegen; der/die/das hintere
frontal(is)/rostral(is), e	= stirnwärts, zur Stirn gehörig (rostrum, i n. = der Schnabel)
okzipital (occipitalis), e	= zum Hinterkopf hin gelegen (occiput, itis n. = der Hinterkopf)
dexter, a, um	= rechts; der/die/das rechte X
sinister, a, um	= links; der/die/das linke X
longitudinal(is), e	= längs, der Länge nach
transversal(is), e	= quer

rectus, a, um	= gerade
obliquus, a, um	= schräg
internus, a, um	= innen gelegen; der/die/das innere X
externus, a, um	= außen gelegen; der/die/das äußere X
superficialis, e	= oberflächlich gelegen
profundus, a, um	= in der Tiefe gelegen
parietal(is), e	= zur Wand hin gelegen (→ *paries*)
viszeral (visceralis), e	= zu den Eingeweiden hin gelegen (→ *viscus/viscera*)
medius, a, um	= der/die/das mittlere X (z.B. von dreien) (ist/hat keine Steigerung)
intermedius, a, um	= in der Mitte dazwischen gelegen
medianus, a, um	= genau in der Mitte liegend
palmar(is), e	= zur Handfläche hin, zur Handfläche gehörig
volar(is), e	= zur Handfläche hin, zur Handfläche gehörig
plantar(is), a	= zur Fußsohle hin, zur Fußsohle gehörig

(Der Gegenbegriff zu palmaris, volaris und plantaris ist *dorsalis*.)

Schnittebenen am menschlichen Körper:

median	= von vorne nach hinten (genau in der Mitte des Körpers)
sagittal	= von vorne nach hinten (sagitta, ae f. = der Pfeil)
horizontal	= senkrecht zur Körperlängsachse = transversal
frontal	= von Seite zu Seite (rechts ←→ links).

6. Die Zahlwörter

6.1. Lateinische Zahlwörter

	Kardinalzahl	Ordnungszahl	Zahladverbien	Multiplikativa
1	unus, -a, -um = eins	primus, -a, -um = der erste	semel = einmal	simplex = einfach
2	duo, duae, duo	secundus	bis (bi)	duplex
3	tres, tres, tria	tertius	ter	triplex
4	quattuor	quartus	quater	quadruplex
5	quinque	quintus	quinquies	quincuplex
6	sex	sextus		
7	septem	septimus		
8	octo	octavus		
9	novem	nonus		
10	decem	decimus		
11	undecim	undecimus		
12	duodecim	duodecimus		

Sonstige Zahlen- und Mengenangaben:

geminus	= gepaart, Zwillings-
gemini	= Zwillinge
trigeminus	= Drillings-
solus	= der einzige, allein
totus	= ganz, gesamt
alter, altera, alterum	= der/die/das andere
multiplex	= vielfach, zahlreich

6.2. Griechische Zahlwörter

	Kardinalzahl	Ordnungszahl	Zahladverbien	Multiplikativa
1	heis, mia, hen = eins	protos = der erste	mon- = einmal (= hapax)	haplus (haplo-) = einfach
2	dyo	deuteros	dis (di-)	diplus (diplo-)
3	treis, treis, tria	tritos	tris (tri-)	triplus (triplo-)
4	tettares, tettares, tettara		tetrakis (tetra-)	
5	pente		pentakis (penta-)	
6	hex			
7	hepta			
8	okto			
9	ennea			
10	deka			
11	hendeka			
12	dodeka			

Zahlsubstantive:

trias	= drei zusammengehörige Dinge
tetras	= vier zusammengehörige Dinge

Sonstige Zahlen- und Mengenangaben:

poly-	= viel		proto-	= erst-, ur-
olig(o)	= wenig		pan	= ganz, gesamt, alles, all-
pollakis	= häufig		hemi	= halb
oligakis	= selten		holo-	= ein ganzer, gesamt
mono-	= allein, ein einziger.			

Beispiele:

(lat.):

Duodenum	= Zwölffingerdarm (duodeni = je zwölf; verkürzte Übersetzung aus dem Griechischen: dodekadaktylos = 12 Finger; der Anfangsteil des Dünndarms, der etwa so lang ist wie 12 Querfinger breit sind)
Nervus trigeminus	= der Drillingsnerv (teilt sich in drei Äste)
Musculus quadriceps	= vierköpfiger Muskel (wörtlich: vierfach geköpft)
Solitärstein	= ein vereinzelt vorkommender Stein, z.B. im Nierenbecken
Totalexstirpation	= vollständige operative Entfernung eines Organs
Alteration	= (krankhafte) Veränderung eines Zustandes oder des Verhaltens
Musculus semitendinosus	= Oberschenkelmuskel, der 'zur Hälfte reich an Sehnengewebe' ist (vgl. das Suffix -*osus*).

(gr.):

Hexapoda	= 'Sechsfüßige': Insekten
Basedow'sche Trias	= Komplex von 3 zusammen auftretenden Symptomen bei Überfunktion der Schilddrüse: hervortretende Augäpfel, Kropf und Tachykardie (= beschleunigte Herzfrequenz)
Tetrapyrrol	= Verbindung aus 4 Pyrrolringen
Protozoen	= 'erste Tiere', 'Urtiere': einzellige Lebewesen, am Beginn der zoologischen Systematik stehend
Protein	= 'der erste, wichtigste' Stoff: allgemeine Bezeichnung für Eiweißkörper
Pandemie	= eine Seuche, die die gesamte Bevölkerung erfaßt (gr. *demos* = das Volk)
haploide Zelle	= mit nur einem Chromosomensatz versehene Zelle
diploide Zelle	= mit zwei Chromosomensätzen versehene Zelle
Polyurie	= Entleerung einer großen (24-Stunden-) Harnmenge
Oligurie	= Entleerung einer kleinen (24-Stunden-) Harnmenge
Pollakisurie	= häufige Harnentleerungen
Oligakisurie	= seltene Harnentleerungen (unabhängig von der Menge).

6.3. Das griechische Alphabet

klein	groß	Name	Lautwert	klein	groß	Name	Lautwert
α	A	Alpha	a	ν	N	Ny	n
β	B	Beta	b	ξ	Ξ	Ksi	x
γ	Γ	Gamma	c	o	O	Omikron	o
δ	Δ	Delta	d	π	Π	Pi	p
ε	E	Epsilon	e	ρ	P	Rho	r
ζ	Z	Zeta	z	σ	Σ	Sigma	s
η	H	Eta	e	τ	T	Tau	t
ϑ	Θ	Theta	th	υ	Y	Ypsilon	y
ι	I	Jota	i	φ	Φ	Phi	ph
κ	K	Kappa	k	χ	X	Chi	ch
λ	Λ	Lambda	l	ψ	Ψ	Psi	ps
μ	M	My	m	ω	Ω	Omega	o

7. Lateinisch-griechisches Synonymenverzeichnis

Da die medizinische Fachsprache aus historischen Gründen auf Latein und Griechisch aufbaut, enthält sie Elemente aus beiden Sprachen, und dies oft gleichzeitig, so daß lateinisch-griechische Synonyme (gleichbedeutende Begriffe) in der Medizin keine Seltenheit sind. Im folgenden sind die wichtigsten, in der medizinischen Fachsprache gebräuchlichen, synonymen Grundwörter bzw. Wortstämme lateinischer und griechischer Herkunft nebeneinandergestellt. Bei den griechischen Wörtern steht links in Klammern das Grundwort (oft mit Genitiv, Stammbildung), rechts (kursiv) der in der medizinischen Fachsprache in Zusammensetzungen vorkommende Wortstamm. Bemerkenswert ist der hohe Anteil griechischer Wortstämme bei den Krankheitsbezeichnungen.

7.1. Allgemeine Bezeichnungen in der Medizin

lateinisch	griechisch	deutsch
homo, hominis m.	(anthropos) *anthrop-*	der Mensch
Hominisation = die 'Menschwerdung' des Affen in der Entwicklungsgeschichte Homunkulus = künstlicher Mensch	Anthropologie = Lehre vom Menschen Anthropophobie = Menschenscheu	
vir, viri m.	(anèr, andros) *andr-*	der Mann
viril = männlich Virilisierung = 'Vermännlichung'	Androgene = männliche Geschlechtshormone Andrologie = Männerheilkunde Androspermien = das männl. Geschlecht übertragende Samenzellen	
femina, ae f.	(gyné, gynaikos) *gynaik-*	die Frau
feminin = weiblich Feminisierung = 'Verweiblichung'	Gynäkologie = Frauenheilkunde Gynospermien = das weibl. Geschlecht übertragende Samenzellen	
puer, pueri m. *infans, ntis* m.	(pais, paidos) *paid-*	der Knabe, das Kind
Puerilismus = kindisches Verhalten bei Alterskrankheiten Puerpera = die Wöchnerin infantil = kindisch pro infantibus = für Kinder	Pädiater = Kinderarzt Päderastie = sexuelle Neigung zu Knaben	

lateinisch	griechisch	deutsch
vita, ae f.	(bios) *bio-*	das Leben
Vitalität = Lebensfülle Vitamin = lebensnotwendiger Wirkstoff Biochemie = Lehre von der Chemie der Lebewesen	Biologie = Lehre von den Lebensvorgängen Biopsie = Entnahme von Untersuchungsmaterial am Lebenden	
mors, mortis f. *letum, i* n.	(thanatos) *thanat-*	der Tod
post mortem = nach dem Tode Mortalität = Sterblichkeit Letalität = Tödlichkeit einer Krankheit (s. S. 90)	Thanatologie = Lehre vom Tod und Sterben Thanatophobie = Angst vor dem Tod Euthanasie = Erleichterung des Sterbens Letaldosis = tödliche Dosis eines Medikaments	
morbus, i m.	(pathos/nosos) *path-, nos-*	die Krankheit, das Leiden
morbid = kränklich Morbus haemolyticus neonatorum = Krankheit Neugeborener, bei der sich die roten Blutkörperchen auflösen	Pathologie = Krankheitslehre pathogen = Krankheit erzeugend Nephropathie = Nierenerkrankung Nosographie = Krankheitsbeschreibung	
medicus, i m.	(iater, iatros) *iatr-*	der Arzt
Doctor med. (medicinae) pro medico = für den Arzt pro usu medici = ad usum medici = zum Gebrauch des Arztes	Psychiater = 'Seelenarzt' iatrogene Krankheiten = vom Arzt verursachte Krankheiten	

7.2. Bezeichnungen für Organe und Körperteile

lateinisch	griechisch	deutsch
cellula, ae f.	(kytos) *zyt-*	die Zelle
intrazellulär = in der Zelle Interzellularspalt = Zwischenzellspalt	Zytologie = Lehre von der Zelle Erythrozyten = rote Blutzellen Zytostatika = das Zellwachstum hemmende Medikamente	
nucleus, i m.	(karyon) *kary-*	der Kern, der Zellkern
Nukleinsäuren = im Zellkern vorkommende chemische Verbindungen Nucleus pulposus = Gallertkern der Zwischenwirbelscheibe	Karyorhexis = Kernzerreißung Karyolyse = Kernauflösung	

membrana, ae f.	(lemma) *lemm-*	die Hülle, die Haut
membranaceus = häutig Kernmembran = Kernhülle	Oolemm = Eihaut Neurilemm = Hülle eines Nerven	

cutis, is f.	(derma, dermatos) *dermat-*	die Haut, Körperhaut
Kutanimpfung = Einspritzung von Impfstoff in die Haut subkutan = unter der/die Haut	Dermatologie = Lehre von der Haut und ihren Krankheiten Epidermis = oberste Hautschicht	

adeps, adipis m.	(lipos) *lip-*	das Fett
Adipositas = Fettsucht Adeps suillus = Schweinefett (Salbengrundlage)	Lipämie = Fettanreicherung des Blutes lipophil = 'fettfreundlich': fettlöslich Lipom = Fettgewebsgeschwulst	

os, ossis n.	(osteon) *-ost, osteo-*	der Knochen
Ossifikation = Verknöcherung Ossa digitorum manus = die Fingerknochen	Periost = Knochenhaut Osteologie = Lehre von den Knochen und ihren Krankheiten Osteoblasten = knochenbildende Zellen Osteodystrophie = gestörtes Knochenwachstum	

musculus, i m.	(mys, myos) *mys-, my-*	der Muskel
intramuskulär = im/in den Muskel Fascia musculi quadricipitis = die Fascie des vierköpfigen Muskels	Myalgie = Muskelschmerz Perimysium = Bindegewebe um Muskelbündel	

cartilago, ginis f.	(chondros) *chondr-*	der Knorpel
Cartilago auriculae = Ohrknorpel Cartilagines alares minores = die kleineren Nasenflügelknorpel	Chondroblasten = knorpelbildende Zellen Chondrodystrophie = gestörtes Knorpelwachstum Chondrom = Knorpelgewebsgeschwulst	

tendo, tendinis m.	(tenon) *ten-*	die Sehne
Tendopathie = Sehnenerkrankung Tendovaginitis = Sehnenscheidenentzündung	Tenotomie = Sehnendurchschneidung Tenorraphie = Sehnennaht	

nervus, i m.	(neuron) *neur-*	der Nerv
Innervierung = Versorgung mit Nerven Enervierung = operative Entfernung der Nerven eines Organs	Neuritis = Nervenentzündung Perineurium = Bindegewebe um Nerven	

vas, vasis n.	(angeion) *angi-*	das Gefäß
Vasculitis allergica = allergische Entzündung von Blutgefäßen Vasokonstriktion = Gefäßverengung	Angiospasmus = Gefäßkrampf Angiographie = Röntgendarstellung von Gefäßen Angiom = Geschwulst des Gefäßgewebes	
vena, ae f.	(phlebs) *phleb-*	die Vene
Vena cava = Hohlvene Venaesectio = Einschnitt in die Vene Venektasie = Venenerweiterung	Phlebitis = Venenentzündung Phlebotomie = Einschnitt in die Vene Phlebektomie = operative Entfernung einer Vene	
pulsus, us m.	(sphygmos) *sphygm-*	der Puls
Pulsus mollis = der weiche Puls	Sphygmograph = Pulsschreiber	
glandula, ae f.	(adén) *aden-*	die Drüse
Glandula thyreoidea = 'schildförmige' Drüse (= Schilddrüse) glandotrop = auf eine Drüse einwirkend	Adenom = Drüsengewebsgeschwulst Adenohypophyse = drüsiger Anteil der Hirnanhangsdrüse	
corpus, corporis n.	(soma, -matos) *-som, somat-*	der Körper
Corpus uteri = Gebärmutterkörper Corpus adiposum buccae = Wangenfettpfropf Corpus luteum = Gelbkörper	Chromosom = intensiv färbbare Bestandteile des Zellkerns ('Farbkörper') somatotropes Hormon = das Wachstum des Körpers bewirkendes Hormon	
caput, capitis n.	(kephalé) *kephal-, zephal-*	der Kopf
Dekapitation = Abtrennung des Kopfes Occiput = Hinterhaupt Musculus biceps = der zweiköpfige Muskel	Kephalalgie = Kopfschmerz Hydrozephalus = Wasserkopf Mikrozephalie = kleiner Kopf	
cerebrum, i n.	(enképhalos) *enzephal-*	das Gehirn
Commotio cerebri = Gehirnerschütterung Cerebellum = Kleinhirn	Enzephalitis = Gehirnentzündung Elektroenzephalogramm (EEG) = Hirnstromkurve Pneumenzephalographie = Röntgendarstellung des Gehirns durch Luftfüllung der Hirnkammern	
medulla, ae f.	(myelós) *myel-*	das Mark
Medulla spinalis = Rückenmark (zur Wirbelsäule gehöriges Mark) Medulla oblongata = verlängertes Mark	Myelom = Markgewebsgeschwulst Poliomyelitis = Entzündung der grauen Schicht des Rückenmarks	

capillus, i m.	(trix, trichos) *trich-*	das Haar
Kapillare = haarfeines Gefäß	Trichine = Fadenwurm, sieht aus wie ein aufgerolltes Haar Trichinose = Erkrankung durch Trichinenbefall Hypertrichose = übermäßige Behaarung	
oculus, i m.	(ophthalmós) *ophthalm-*	das Auge
Nervus oculomotorius = 'der das Auge bewegende Nerv' Binokularsehen = Sehen mit zwei Augen	Ophthalmologie = Augenheilkunde Ophthalmoskopie = Augenspiegelung Exophthalmus = Hervortreten des Augapfels	
palpebra, ae f.	(blepharon) *blephar-*	das Augenlid
Musculus levator palpebrae = der Hebemuskel des Augenlides	Blepharadenitis = Lidranddrüsenentzündung Blepharospasmus = Lidkrampf	
visus, us m.	(opsis) *ops-, opt-*	das Sehen, der Gesichtssinn
visuell = das Sehen betreffend Vision = Erscheinung, Sicht	Optik = Lehre vom Licht und Sehen Chromatopsie = Farbensehen Optometer = Instrument zur Messung der Sehweite Nervus opticus = der Sehnerv	
auris, auris f.	(us, otos) *ot-*	das Ohr
Auris media = Mittelohr Auris interna = Innenohr	Otologie = Ohrenheilkunde Otoskopie = Ohrenspiegelung Otitis media = Mittelohrentzündung	
auditus, us m.	(akusis) *aku-*	das Gehör, der Gehörsinn
auditiv = das Hören betreffend Tuba auditiva = Ohrtrompete, röhrenförmige Verbindung zwischen Mittelohr u. Rachen Audiometrie = Methode zur Hörprüfung	Akustik = die Lehre vom Schall und vom Hören Akumeter = Instrument zur Hörprüfung Nervus acusticus = der Hörnerv	
nasus, nasi m.	(rhis, rhinos) *rhin-*	die Nase
Septum nasi = Nasenscheidewand Concha nasalis = Nasenmuschel naris, -is f. = das Nasenloch nares, -ium f. = die Nase (Pl.)	Rhinitis = entzündliche Nasenerkrankung (Schnupfen) Rhinoplastik = operative Wiederherstellung der Nase	

os, oris n.	(stoma, -atos) *stom, stomat-*	der Mund
Orificium = die Öffnung per os = durch den Mund	Stomatitis = Entzündung der Mundhöhle Anastomose = Einmündung, z.B. von Gefäßen ineinander	
lingua, ae f.	(glossa) *gloss-*	die Zunge
Glandula sublingualis = unter der Zunge gelegene Speicheldrüse Radix linguae = Zungenwurzel	Nervus hypoglossus = Unterzungennerv Glossoplegie = Zungenlähmung	
dens, dentis m.	(odus, odontos) *odont-*	der Zahn
Dentin = Zahnbein Dentition = Durchbruch der Zähne Dentalgie = Zahnschmerz	Odontologie = Zahn(heil)kunde Parodontose = Erkrankung des neben den Zähnen liegenden Gewebes	
pectus, pectoris n.	(thorax) *thorak-* (stethos) *steth-*	die Brust, der Brustkorb
Pectus excavatum = Trichterbrust Angina pectoris = Engegefühl im Brustkorb (bei Erkrankungen des Herzens und der Speiseröhre) Musculus pectoralis major = der größere Brustmuskel	Hämatothorax = Ansammlung von Blut im Brustfellraum Thorakotomie = operative Eröffnung der Brusthöhle Stethoskop = 'Brustspiegel': zum Abhören des im Körper entstehenden Schalls	
mamma, ae f.	(mastós) *mast-*	die Brustdrüse
Mammographie = Röntgendarstellung der Brust(drüse) Mammalia = Säugetiere	Gynäkomastie = abnorme Größenzunahme der männlichen Brust Mastitis = Entzündung der Brustdrüse	
pulmo, pulmonis m.	(pneumon) *pneum-*	die Lunge
Arteria pulmonalis = Lungenarterie Pulmonal(klappen)stenose = Verengung der Klappen der Arteria pulmonalis	Pneumonie = Lungenentzündung Pneumektomie = operative Entfernung von Lungenanteilen	
cor, cordis n.	(kardia) *kard-*	das Herz
Cor nervosum = 'nervöses Herz' Auricula cordis = 'Herzöhrchen': Ausstülpung an den Vorhöfen	Kardiologie = Lehre vom Herzen und seinen Krankheiten Myokard = Herzmuskel Endokard = Herzinnenhaut (kardia heißt auch: Magenmund!)	

ilia, ilium (Plural!), (Sing.: *ile, ilis* n.)	(lapára) *lapar-*	die Weichen

Os ilium = das Darmbein
Arteria iliaca = die Baucharterie
	Laparotomie = operative Eröffnung
	  der Bauchhöhle
	Laparoskopie = Besichtigung der Bauchhöhle
	  mittels einer optischen Vorrichtung	

viscera, viscerum (Plural) (Sing. *viscus*, n.)	(splanchnon) *splanchn-*	die Einge- weide

Viszeralspalten = Kiemengänge
Eviszeration = Ausweidung, Entfernung
  von Eingeweideteilen
	Nervus splanchnicus = Eingeweidenerv
	Splanchnomegalie = Vergrößerung der
	  Eingeweide	

ventriculus, i m. ('Bäuchlein', Kammer)	(gastér) *gastr-* (stomachos) *stomach-*	der Magen
Fundus ventriculi = Magengrund Ventriculus cordis = Herzkammer Ventriculus cerebri = Hirnkammer	Gastrointestinaltrakt = Magen- Darm-Kanal Gastritis = Magen(schleimhaut)entzündung Stomachika = Magenheilmittel	
intestinum, i n.	(enteron) *enter-*	der Darm, das Gedärm
Intestinum tenue = Dünndarm Intestinum crassum = Dickdarm Intestinum rectum = Mastdarm	Enteritis = Darmentzündung parenteral = unter Umgehung des Magen-Darm-Kanals	
anus, i m.	(proktós) *prokt-*	der After

Anus praeternaturalis = 'widernatürlicher'
  (d.h. künstlicher) Darmausgang
per anum = durch den After
	Proktitis = Afterentzündung
	Proktologie = die Lehre von den
	  Krankheiten des Enddarms	

lien, lienis m.	(splen) *splen-*	die Milz
Arteria lienalis = Milzarterie Ligamentum gastrolienale = Magen und Milz verbindendes Band	Splenomegalie = Milzvergrößerung Splenitis = Milzentzündung Splenektomie = Entfernung der Milz	

vesica fellea
(*vesica, ae* f. = die Blase)
 	
Plicae tunicae mucosae vesicae felleae =
  Schleimhautfalten der Gallenblase
	(kystis + cholé) *cholecyst-*
	
	Cholezystektomie = operative Entfernung
	  der Gallenblase
	Cholezystitis = Entzündung der Gallenblase
		die Gallen-
		blase

vesica urinaria	(kystis) *zyst-*	die Harn- blase
Apex vesicae urinariae = Blasen- scheitel	Zystitis = Harnblasenentzündung Zystoskopie = Blasenspiegelung	

ren, renis m.	(nephrós) *nephr-*	die Niere
Renin = in der Niere gebildetes Hormon	Nephritis = Nierenentzündung Nephroptose = Nierensenkung Nephrolithiasis = Nierensteinkrankheit	

ovarium, i n.	(oóphoron) *oophor-*	der Eierstock
Arteria ovarica = Eierstockarterie Parovarium = Nebeneierstock Ovarialinsuffizienz = Leistungsschwäche der Eierstöcke	Oophoritis = Eierstockentzündung Epoophoron = Nebeneierstock Oophorektomie = operative Entfernung des Eierstocks Cumulus oophorus = der Eihügel	

ovum, i n.	(oón) *oo-*	das Ei
(Diminutiv: ovulum, i n.) Ovulation = Ausstoßung eines reifen Eies aus dem Eierstock	Oolemm = die Eihaut Oogenese = Entwicklung der Eizellen Oozephalie = eiförmige Schädeldeformität	

tuba (uterina), ae f.	(salpinx) *salping-*	der Eileiter
Tubargravidität = Entwicklung eines befruchteten Eies im Eileiter	Pyosalpinx = Eiteransammlung im Eileiter Salpingographie = Röntgendarstellung der Eileiter	

uterus, i m.	(metra) *metr-*, (hystera) *hyster-*	die Gebärmutter
Uterusruptur = Gebärmutterriß Extrauteringravidität = Schwangerschaft außerhalb der Gebärmutter	Endometrium = Gebärmutterinnenhaut Hysterektomie = operative Entfernung der Gebärmutter Hysterie = Sammelbegriff für bestimmte abnorme Verhaltensweisen des Menschen, die früher auf Gebärmuttererkrankungen zurückgeführt wurden	

vagina, ae f.	(kolpos) *kolp-*	die Scheide
Fornix vaginae = Scheidengewölbe Vagina tendinis = Sehnenscheide	Kolpitis = Scheidenentzündung Kolposkopie = Scheidenspiegelung	

testis, testis m. (Diminutiv: testiculus, i m.)	(orchis) *orch-, didymos*	der Hoden
Descensus testiculorum = Herabsteigen der Hoden aus der Bauchhöhle in den Hodensack Testosteron = im Hoden gebildetes Geschlechtshormon	Orchitis = Hodenentzündung Kryptorchismus = nicht erfolgter Descensus testiculorum = Retentio testis abdominalis oder inguinalis Epididymis = der Nebenhoden	

penis, penis m.	(phallós) *phall-*	das männliche Glied
Radix penis = die Wurzel des Penis Glans penis = die Eichel	Phalloplastik = operative Wiederherstellung des Penis	
vertebra, ae f.	(spondylos) *spondyl-*	der Wirbel
Columna vertebralis = Wirbelsäule Arcus vertebrae = Wirbelbogen Vertebra prominens = der hervorstehende Wirbel (der 7. Halswirbel)	Spondylosis = degenerative Wirbelerkrankung Spondylarthrosis = degenerative Erkrankung der Wirbelgelenke	
spina, ae f.	(rhachis) *rhach-*	die Wirbelsäule
Medulla spinalis = Rückenmark Spina bifida = angeborene Spaltbildung der Wirbelsäule Tractus corticospinalis = Nervenfaserbahn von der Hirnrinde zum Rückenmark	Rhachiotomie = operative Eröffnung der Wirbelsäule Rhachischisis = angeborene Spaltbildung der Wirbelsäule = Spina bifida	
membrum, i n.	(melos) *mel-*	das Glied
Membrum virile = das männliche Glied	Dysmelie = Störung der Extremitätenentwicklung	
articulatio, onis f.	(arthron) *arthr-*	das Gelenk
Articulatio coxae = Hüftgelenk Exartikulation = Herauslösen eines Gliedabschnittes aus einem Gelenk	Arthrose = degenerative Gelenkerkrankung Arthritis = Gelenkentzündung Polyarthritis = Entzündung vieler Gelenke	
genu, us n.	(gony) *gon-*	das Knie
Genu recurvatum = abnorme Überstreckung im Kniegelenk Genu valgum = X-Bein Genu varum = O-Bein	Gonarthritis = Entzündung des Kniegelenkes Gonarthrose = degenerative Kniegelenkserkrankung	
pes, pedis m.	(pus, podos) *pus, pod-*	der Fuß
Pes planus = Plattfuß Pes equinus = 'Pferdefuß': Spitzfuß Pediculus = Laus ('Füßchen')	Tripus Halleri = der Hallersche Dreifuß: Aufteilungsstelle der Arteria coeliaca in ihre drei Äste Arthropoden = Gliederfüßler Pseudopodien = Scheinfüßchen: Plasmaausstülpungen bei Einzellern	

digitus, i m.	(daktylos) *daktyl*-	der Finger, die Zehe
Digiti mortui = 'Totenfinger' Digitalisglykoside = herzwirksame Stoffe aus der Fingerhutpflanze Digitus manus = der Finger Digitus pedis = die Zehe	Brachydaktylie = Kurzfingrigkeit bei Durchblutungsstörungen Polydaktylie = Vielfingrigkeit	

7.3. Bezeichnungen für Körpersäfte und Ab- und Ausscheidungen

lateinisch	griechisch	deutsch
aqua, ae f.	(hydor) *hydro-, hydat*-	das Wasser
Aqua destillata = destilliertes Wasser Aquaeductus cerebri = Hirnflüssigkeit führender Kanal zwischen dem 3. und dem 4. Hirnventrikel	Hydrozephalus = Wasserkopf hydrophil = 'wasserfreundlich': wasserlöslich hydrophob = wasserabstoßend Hydatide = Wasserblase: Finne des Hundebandwurms	
mucus, i m.	(myxa) *myx*-	der Schleim
Muzine = Schleimstoffe Tunica mucosa = schleimbildende Gewebsschicht (Schleimhaut) muköse Drüse = Schleimdrüse	Myxödem = Schwellung infolge der Einlagerung von schleimartigen Stoffen in die Haut Myxofibrom = Geschwulst, bestehend aus Schleim und Fasern	
sanguis, sanguinis m.	(haima, -atos) *häm(at)*-	das Blut
sanguinolent = blutig Sanguiniker = Mensch von leicht und schnell wechselnder Stimmung (Begriff aus der alten Viersäftelehre)	Hämolyse = Auflösung der roten Blutkörperchen Hämatopoese = Blutbildung hämatogen = aus dem Blut stammend Anämie = Blutarmut	
lac, lactis n.	(gala, -aktos) *galakt*-	die Milch
Laktation = Milchabsonderung Laktose = Milchzucker	Galaktorrhoe = krankhafte Milchabsonderung Galaktose = ein Bestandteil des Milchzuckers	
bilis, is f.	(cholé) *chol*-	die Galle
Bilirubin = rötlicher Gallenfarbstoff Biliverdin = grünlicher Gallenfarbstoff	Ductus choledochus = galleableitender Kanal Cholangitis = Entzündung der Gallenwege Cholestase = Stauung des Gallensaftes	

semen, minis n.	(sperma, -atos) *spermat-*	der Samen
Tubuli seminiferi = samen-transportierende Kanälchen	Spermatogenese = Entwicklung der Samenzellen Spermatogonien = Ursamenzellen Funiculus spermaticus = Samenstrang	
saliva, ae f.	(ptyalon) *ptyal-* (sialon) *sial-*	der Speichel
Nucleus salivatorius = Zellgruppe im Gehirn, die die Speichel-sekretion regelt Hypersalivation = vermehrter Speichelfluß	Ptyalin = im Speichel enthaltenes Ferment Ptyalismus = Sialorrhoe = vermehrter Speichelfluß Sialadenitis = Speicheldrüsenentzündung	
lacrima, ae f.	(dakryon) *dakry-*	die Träne
Glandula lacrimalis = Tränendrüse Os lacrimale = Tränenbein	Dakryorrhoe = krankhafter Tränenfluß Dakryoadenitis = Tränendrüsen-entzündung	
sudor, oris m.	(hidrós) *hidr-*	der Schweiß
Sudorifera = schweißtreibende Mittel Transsudat = Erguß in eine Körperhöhle	Hyperhidrosis = übermäßige Schweiß-bildung Hidradenitis = Schweißdrüsenentzündung	
urina, ae f.	(uron) *ur-*	der Harn
Diurese = Harnausscheidung Ureter = Harnleiter Urobilinogen = Abbauprodukt von Bilirubin, das im Urin auftaucht	Urämie = Vergiftung des Blutes mit harnpflichtigen Stoffen Hämaturie = Blutharnen	
stercus, oris n. *faeces, faecum* f. (Plural)	(kopros) *kopr-*	der Kot
Sterkobilin = Abbauprodukt von Bilirubin im Kot Defäkation = Stuhlentleerung	Koprostase = Kotstau im Darm Kopremesis = Koterbrechen (Miserere) Koprolith = Kotstein	
pus, puris n.	(pyon) *py-*	der Eiter
Pustula = mit Eiter gefülltes Bläschen purulent = eitrig	Pyometra = Eiteransammlung in der Gebärmutter Pyosalpinx = Eiteransammlung im Eileiter Pyämie = Infektion des Blutes mit Eitererregern pyogen = eitererzeugend	

8. Sprachliche Bausteine medizinischer Termini

Viele medizinische Termini bestehen nicht nur aus einem oder mehreren fremdsprachlichen Grundwörtern wie Substantiv und Adjektiv, sondern setzen sich aus mehreren Wortbestandteilen zusammen, die eine je bestimmte Bedeutung tragen. Bei diesen Wortbestandteilen lassen sich drei Kategorien unterscheiden: *Präfixe* (Vorsilben; lat. praefixum = das 'Vorgeheftete'), die *Wortstämme* von Grundwörtern sowie *Suffixe* (Nachsilben; lat. suffixum = das 'Nachgeheftete'). Die Bedeutung des zusammengesetzten Terminus wird von den Bedeutungen dieser einzelnen Wortbestandteile bestimmt. Ein Beispiel mag die Bildung derartiger zusammengesetzter Termini erläutern.

Peri-	-ost-	-itis	Periostitis
Präfix	*Grundwortstamm*	*Suffix*	
peri-	osteon	-itis	bedeutet:
			Entzündung dessen, was einen Knochen
um, herum	Knochen	Entzündung	umgibt = Knochenhautentzündung

Es können auch jeweils mehr als ein Präfix, Grundwortstamm oder Suffix in einem Terminus enthalten sein wie zum Beispiel:

Hemi-	-an-	-ops-	-ie	Hemianopsie
Präfix	*Präfix*	*Grundwortstamm*	*Suffix*	
hemi-	an-	opsis	-ia	bedeutet:
			krankhafter	
halb	ohne	das Sehen	Zustand	Halbseitenblindheit

cereb-	-ell-	-aris	cerebellaris
Grundwortstamm	*Suffix*	*Suffix*	
cerebrum	-ellus	-aris	bedeutet:
Gehirn	-chen	zugehörig zu	zum Kleinhirn gehörig

Schließlich kann es noch vorkommen, daß ein Präfix nicht am Wortanfang steht:

Chole-	-zyst-	-ek-	-tom-	-ie	Cholezystektomie
Grund-	*Grund-*	*Präfix*	*Grund-*	*Suffix*	
wortstamm	*wortstamm*		*wortstamm*		
chole	kystis	-ek-	tome	-ia	bedeutet:
				bezeichnet	Herausschneiden
Galle	Blase	heraus	Schnitt	eine Tätigkeit	der Gallenblase

Die Verbindung der Wortbestandteile erfolgt oft durch einen Bindevokal, und zwar entweder durch ein kurzes *o* oder ein kurzes *i*.

Bevor im folgenden die einzelnen Wortbestandteile dargestellt werden, sei darauf hingewiesen, daß man die Bedeutung mancher Termini nicht ohne weiteres aus der Bedeutung ihrer Bestandteile ableiten kann. Dies ist zum Teil auf alte medizinische Vorstellungen zurückzuführen, die in den Begriffen noch weiterleben. Und sicher kommt auch das je spezifische Sprachverständnis einer Zeit bei der Bildung medizinischer Termini zum Tragen. So hat zum Beispiel das griechische Wort 'phren' die Bedeutung *Zwerchfell*, heißt aber gleichzeitig auch *Geist, Gemüt, Seele* (man denke an Begriffe wie 'Schizophrenie' und 'Oligophrenie'). Denn nach alter griechischer Vorstellung galten oberer Bauchraum und Herz als Sitz des Geistes und des Gemüts. Der Terminus 'Phrenikotomie' bedeutet somit nicht 'Geistesschnitt', sondern ist die Bezeichnung für eine Operation, bei der der Nervus phrenicus, also der Zwerchfellnerv, durchtrennt wird. Die medizinische Fachsprache ist eben durch lange geschichtliche Zeiträume hindurch gewachsen und war – und ist – dabei natürlich einer Vielzahl von unterschiedlichen Einflüssen ausgesetzt. Nichtsdestoweniger existiert ein großes Ausmaß an Regelhaftigkeit im Hinblick auf die Begriffsbildung. Die Einsicht in diese Ordnung trägt erheblich zum Verständnis der medizinischen Fachsprache und damit letztlich auch sachlicher Zusammenhänge bei.

8.1. Auswahl wichtiger griechischer Adjektivstämme

Die folgenden griechischen Adjektivstämme finden sich häufig in Termini der medizinischen Fachsprache. Da die meisten von ihnen in gegensätzlichen Begriffen vorkommen, sind sie hier in Gegensatzpaaren angeordnet. Wo der Adjektivstamm mit gegensätzlicher Bedeutung allerdings nur selten vorkommt, wurde er weggelassen. Wie bei dem Synonymenverzeichnis, sind auch hier die Beispiele als Lern- und Assoziationsonshilfen gedacht. Im Anschluß an die Adjektivstämme sind die wichtigsten Farbbezeichnungen zusammengestellt.

allo- = anders, fremd, der andere	**homöo-** (homoios) = ähnlich
Allergie: im Vergleich zu anderen Personen überstarke Reaktion des Organismus auf fremde Stoffe.	*Homöopathie:* Behandlung von Krankheiten mit stark verdünnten Substanzen, die, so wird angenommen, in hoher Konzentration der zu behandelnden Krankheit ähnliche Vergiftungserscheinungen hervorrufen würden.
auto- = selbst, eigen	**hetero-** = anders, der andere von beiden
Autoagglutination: Verklumpung der eigenen Blutkörperchen im Serum. *Autointoxikation:* Selbstvergiftung durch Stoffwechselprodukte des eigenen Körpers.	*heteronom:* fremdbestimmt (Gegensatz: autonom). Siehe auch unten.
brachy- = kurz	**dolicho-** = lang
Brachydaktylie: Kurzfingrigkeit.	*Dolichozephalus:* Langschädel.

brady- = langsam *Bradykardie:* langsame Herztätigkeit mit weniger als 50 Systolen/min. *Bradykinese:* Verlangsamung der Bewegungen.	**tachy-** = schnell *Tachykardie:* schnelle Herztätigkeit mit über 100 Kontraktionen pro Minute. *Tachypnoe:* erhöhte Atemfrequenz.
eu- (Adverb) = gut *Eupnoe:* gute, normale Atemtätigkeit. *Euthyreose:* normale Schilddrüsentätigkeit.	**dys-** = miß- (drückt Störungen aus) *Dyspnoe:* Atemstörung. *Dysmelie:* Störung der Extremitätenentwicklung.
glyk- (glyc-) **gluk-** (gluc-) = süß *Glykogen:* Kohlenhydrat (in der Leber). *Glucose/Glukose:* Traubenzucker.	**oxy-** = spitz, scharf, sauer *Oxygenium:* Sauerstoff. *Oxid:* Verbindung eines Elementes mit Sauerstoff. *Paroxysmus:* Anfall.
homo- = gleich, gemeinsam *Homosexualität:* sexuelle Neigung zu gleichgeschlechtlichen Personen. *homolateral:* gleichseitig, dieselbe Körperhälfte betreffend.	**hetero-** = anders, der andere von beiden *Heterosexualität:* sexuelle Neigung zu gegengeschlechtlichen Personen. *heterozyklische* Verbindungen: Ringverbindungen, die im Ring außer C-Atomen noch andere Atome enthalten.
hygro- = feucht *hygroskopisch:* 'nach Feuchtigkeit Ausschau haltend', d.h. wasseranziehend. *Hygrometer:* Luftfeuchtigkeitsmesser. *Hygrophyten:* Pflanzen, die an feuchten Stellen leben.	**xero-** = trocken **krauro-** = spröde, geschrumpft *Xerodermie:* Trockenheit der Haut. *Xerophthalmie:* Austrocknung der Binde- und Hornhaut des Auges. *Kraurosis:* Schrumpfung und Austrocknung von Haut oder Schleimhaut.
iso- = gleich, derselbe *Isokorie:* gleiche Weite der Pupillen. *isometrische Kontraktion:* Spannungsänderung in einem Muskel bei gleichbleibender Länge.	**aniso-** = ungleich, verschieden *Anisokorie:* ungleiche Weite der Pupillen. *Anisozytose:* Vielgestaltigkeit gleichartiger Zellen, z.B. Vorkommen von unterschiedlich großer Erythrozyten im Blut.
lordo- = vorwärtsgekrümmt *Lordose:* Wirbelsäulenkrümmung konvex nach vorn. *Lordosierung:* Bildung einer Lordose.	**kypho-** = rückwärtsgekrümmt *Kyphose:* Wirbelsäulenkrümmung konvex nach hinten (Buckelbildung). *Kyphoskoliose:* Buckelbildung bei gleichzeitiger seitlicher Verkrümmung der Wirbelsäule.

mikro- = klein *Mikroskop:* Instrument zur Sichtbarmachung sehr kleiner Objekte. *Mikrobiologie:* Lehre von den Kleinstlebewesen, die nur mikroskopisch sichtbar sind. *Mikrosomie:* Kleinwuchs. *Mikromelie:* abnorm kleine Gliedmaßen. *mikro:* Präfix für Maßeinheiten mit Bedeutung des 10^{-6}-fachen, z.b. Mikrogramm, auch ausgedrückt durch 'µ', z.b. µm = Mikrometer = 10^{-6} Meter = 10^{-3} Millimeter.	**makro-** = groß **mega(lo)-** = riesig *makroskopisch:* mit bloßem Auge sichtbar. *Makrosomie:* Hochwuchs. *Megakolon:* abnorme Weitstellung des Dickdarms. *Megalozyten:* riesige rote Blutkörperchen (Ø > 8 µm), die nur bei bestimmten Krankheiten im Blut auftreten. *mega:* Präfix für Maßeinheiten mit Bedeutung des 10^6-fachen, z.b. Megavolt, Megabyte.
neo- = neu *Neonatus:* Neugeborenes. *Neoplasma:* Neubildung, Geschwulst. *Neologismus:* abartige Wortneubildung (Symptom bestimmter Geistesstörungen, auch bei scheinbar Gesunden).	**presby-** = alt *Presbyopie:* Alterssichtigkeit. *Presbyakusis:* Altersschwerhörigkeit. *Presbyderma:* Altershaut.
mono- = allein, einzig *Monosaccharide:* einfache Zucker. *Monozyt:* die größte weiße Blutzelle (Ø 10-24 µm). *monochromatisch:* einfarbig. *monophasisch:* einphasisch. *Mon(o)arthritis:* Entzündung eines Gelenks.	**poly-** = viel *Polysaccharide:* Vereinigung einer Vielzahl von Monosacchariden zu einem Zuckermolekül. *Polymer:* Makromolekül aus einheitlichen Monomeren. *Polymerase:* Enzym, das Polymere auf- und abbaut (z.B. DNS-Nukleotidyltransferase).
oligo- = wenig *Oligurie:* Verringerung der (24-Stunden-) Harnmenge. *Oligophrenie:* 'zu wenig Geist', Schwachsinn. *Oligomenorrhoe:* seltene Regelblutung.	**poly-** = viel *Polyurie:* Vermehrung der (24-Stunden-) Harnmenge. *Polyarthritis:* Entzündung mehrerer/vieler Gelenke. *Polyneuritis:* Entzündung vieler/mehrerer Nerven.
ortho- = gerade, aufrecht, richtig *Orthographie:* Rechtschreibung. *Orthopnoe:* Atemnot, bei der der Körper zur Erleichterung der Atmung aufrecht gehalten werden muß. *Orthostase:* aufrechte Körperhaltung. *Orthologie:* die Lehre vom 'gesunden' Organismus (= Anatomie, Physiologie, Biochemie u.ä. = Vorklinik).	**skolio-** = krumm, gebogen *Skoliose:* seitliche Wirbelsäulenverkrümmung. → Kyphoskoliose.

pachy- = dick, fest **pykno-** = dick, dicht *Pachymeninx:* dicke (harte) Hirnhaut, Dura mater. *Pykniker:* stämmiger, breitgebauter Mensch. *Pyknose:* Zellkernschrumpfung und -verdichtung.	**lepto-** = dünn, fein, zart *Leptomeninx:* weiche Hirnhaut, Sammelname für Pia mater und Arachnoidea. *leptosom:* dünnleibig, schmal.
philo- = freundlich *lipophil:* 'fettliebend', fettlöslich. *Pädophilie:* sexuelle Neigung zu Kindern.	**phob-** = furchtsam, scheu *hydrophob:* wasserabstoßend, wasserscheu. *Kanzerophobie:* übersteigerte Angst vor Krebs.
sklero- = hart *Sklera:* äußere, feste Hülle des Augapfels. *Sklerodermie:* abnorme Verhärtung der Haut. *Arteriosklerose:* krankhafte Verhärtung der Arterien.	**malako-** = weich *Osteomalazie:* erhöhte Weichheit der Knochen. *Enzephalomalazie:* umschriebene Erweichung der Hirnsubstanz.
stereo- = starr (räumlich unbewegt) *Stereozilien:* unbewegliche Wimpern einer Zelle. *Stereoamaurose:* teilweiser bis völliger Ausfall des räumlichen Sehens. *Stereognosie:* Fähigkeit, Gegenstände nur durch Betasten zu erkennen.	**kine(to)-** = bewegt, beweglich *Kinozilien:* bewegliche Zellwimpern. *Kinetose:* Reisekrankheit. *Hyperkinese:* abnorm gesteigerte Bewegungen. *Akinese:* hochgradige Bewegungsarmut bis Bewegungslosigkeit.
thermo- = warm *Hyperthermie:* Überwärmung. *Hypothermie:* Unterkühlung. *Thermoanästhesie:* Verlust der Wärmeempfindung. *Thermokauter:* Gerät zur Verschorfung von Gewebe durch Hitze.	**psychro-** = kühl, kalt **kryo-** = eiskalt, frostig *psychrophile* Mikroorganismen: Kleinstlebewesen, die bei Kälte (unterhalb der menschlichen Körpertemperatur) gedeihen. *Kryokauter:* Tiefkühlsonde zur Gewebszerstörung.

idio- = eigen, eigentümlich

idiopathische Krankheit: ohne erkennbare Ursache, 'eigentümlich', 'eigenartig'.
Idiosynkrasie: Eigenart. Angeborene (dem Organismus 'eigentümliche') Überempfindlichkeit gegen bestimmte Stoffe.
Idiolalie, Idioglossie: eine eigene 'Sprache' des Individuums, die niemand versteht. Bei Kleinkindern und Geistesgestörten. Lautmalerei.

krypto- = verborgen

Kryptorchismus: Der Hoden liegt in der Bauchhöhle oder Leiste 'verborgen' (gr. orchis = Hoden). Er hat sich nicht in das Skrotum verlagert (lat. scrotum, i. n = Hodensack).

leio- = glatt

Leiomyom: Geschwulst aus glatter Muskulatur ('glatt' im Gegensatz zu 'quergestreift').

platy- = flach

Platysma: dünner, großflächiger Halsmuskel.

poikilo- = bunt, mannigfaltig

poikilotherm: wechselwarm wie z.B. der Frosch. (Gegensatz: homoiotherm wie z.b. der Mensch mit relativ konstanter Körpertemperatur um 37° C.)
Poikilozytose: Vielgestaltigkeit der roten Blutkörperchen bei bestimmten Krankheiten.

pseudo- = falsch, unwahr, vorgetäuscht

Pseudarthrose: 'Falschgelenk'. Bewegliche Verbindung zwischen nicht fest verheilten Knochenfragmenten nach einem Knochenbruch.
Pseudopodien: Scheinfüßchen. Protoplasmaausstülpungen bei Einzellern.

steno- = eng

Stenose: Verengung, Enge.
Stenothorax: enger Brustkorb.
Stenokardie: Engegefühl in der Herzgegend bei bestimmten Krankheiten (z.B. Herzkranzgefäßverengungen).

8.2. Verzeichnis lateinischer und griechischer Farbbezeichnungen

| Farbbezeichnung | | Bedeutung | Beispiele |
lateinisch	griechisch		
ruber	erythros	rot	Nucleus ruber = rötliche Zellgruppe im Gehirn Erythrozyten = rote (Blut-) Zellen
purpureus	porphyreos	purpurrot	Purpura = Hautblutungen Porphyrin = Bestandteil des roten Blutfarbstoffes
flammeus	pyrr(h)os	feuerrot	Naevus flammeus = Feuermal Pyrrol = Grundmolekül des Porphyrins
roseus	rhodeos	rosa	Roseolen = rötlicher Hautausschlag Rhodan = eine chemische Verbindung

		eos	Morgenröte	Eosin = roter Farbstoff zur Zellfärbung
albus		leukos	weiß	Linea alba = Sehne des Musculus rectus abdominis Leukozyten = weiße (Blut-) Zellen
candidus			weiß	Candida = weißer Sproßpilz
albugineus			weißlich	Tunica albuginea = weiße Bindegewebshülle
albicans			weißlich	Candida albicans = weißer Sproßpilz, der weißlich schimmernde Beläge erzeugt
pallidus			bleich, blaß	Globus pallidus = blasse Zellgruppe im Gehirn
caeruleus		kyanos	blau	Locus caeruleus = bläuliche Zellgruppe im Gehirn (lat. *locus, i* m. = der Ort) Zyanose = Blaufärbung der Haut bei Sauerstoffmangel des Blutes
lividus			blau	Livores = Totenflecke livide Verfärbung der Haut bei Durchblutungsstörungen
		glaukos	blaugrün	Glaukom = Grüner Star (Augenkrankheit)
viridis			grün	Streptococcus viridans = ein Bakterium, das grüne Kulturen bildet
		chloros	blaßgrün	Chlor = grünliches Gas Chlorodontie = krankhafte grünliche Verfärbung der Zähne
flavus luteus		xanthos	gelb	Ligamentum flavum = gelbes elastisches Band zwischen den Wirbelbögen Corpus luteum = Gelbkörper, hormonproduzierende Zellgruppe im Eierstock Xanthom = gelbgefärbte Geschwulst der Haut
aureus		chryseus	golden	Staphylococcus aureus = Bakterium, das goldgelbe Kulturen bildet Chrysoidin = Farbstoff zur Zellfärbung
fuscus		phaios	braun	Fuszin = braunes Pigment Phäochromozytom = Tumor des Nebennierenmarkes, dessen Zellen sich braun anfärben lassen

griseus	polios	grau	Substantia grisea = graue Substanz des
cinereus			Rückenmarkes
			Tuber cinereum = eine graue Vorwölbung im Boden der 3. Hirnkammer
			Poliomyelitis = Entzündung der grauen Substanz des Rückenmarks
niger	melas, melanos	schwarz	Substantia nigra = schwärzliche Zellgruppe im Gehirn
			Melanin = schwarzbraunes Pigment

8.3. Lateinische und griechische Präfixe

Präfixe sind Vorsilben wie ab-, an-, ver- u.ä. im Deutschen (wie z.B.: *ab*kaufen, *an*kaufen, *ver*kaufen usw.) In der medizinischen Fachsprache dienen als Präfixe lateinische und griechische Präpositionen, aber auch Adjektive und Adverbien sowie Zahlen und Mengenangaben (vgl. §§5-6). Sie werden einem Wort oder Wortstamm vorangestellt und modifizieren dadurch seine Bedeutung. Diese Funktion wird deutlich, wenn man ein und dasselbe Grundwort mit verschiedenen Präfixen kombiniert und dann die Bedeutungen der zusammengesetzten Termini miteinander vergleicht. Beispiel (gr. *aisthesis* = die Empfindung):

Präfix	Bedeutung	Zusammengesetzter Terminus	Bedeutung
hyper-	über	Hyperästhesie	gesteigerte Empfindung
hypo-	unter	Hypästhesie	herabgesetzte Empfindung
para-	daneben	Parästhesie	Fehlempfindung wie Kribbeln
dys-	gestört	Dysästhesie	schmerzhafte Mißempfindung
a-	ohne	Anästhesie	Empfindungslosigkeit
syn-	zusammen	Synästhesie	'Zusammen-Empfinden' (z.B.: 'der rote Geruch dieser weißen Musik'), eine Empfindungsstörung bei Schläfenlappenepilepsie.

Eine Schwierigkeit beim Erkennen der Präfixe in einem Wort besteht darin, daß ihre Endbuchstaben zuweilen durch andere Buchstaben ersetzt werden, wie es bei dem Phänomen der *Assimilation* geschieht ('Ähnlichmachung')(lat. similis, simile = ähnlich). Man versteht darunter die Angleichung des letzten Konsonanten des Präfixes an den Anfangskonsonanten des nachfolgenden Grundwortes, z.B. bei dem Wort 'Assimilation' selbst, welches das Präfix *ad* enthält (ad-similatio = assimilatio). Wenn hingegen das Präfix mit einem Vokal endet und das nachfolgende Grundwort auch mit einem Vokal beginnt, dann wird der Vokal des Präfixes meist eliminiert. So entstand z.B.:

Parästhesie	aus	para-aisthesis
Antagonismus	aus	anti-agonismus
Hypästhesie	aus	hypo-aisthesis.

Bei *peri-*, *hemi-* und *pro-* werden jedoch keine Vokale eliminiert. Manchmal wird auch zwischen zwei aufeinanderstoßende Vokale ein Konsonant eingefügt:

Anopsie   aus   a + opsis.

Bisweilen entfällt jedoch auch im Laufe der Sprachentwicklung ein Konsonant, selbst wenn dadurch dann zwei Vokale zusammenstehen. So tritt das Präfix *con-* auch als *co-* auf. Hier wurde *n* nasaliert und nicht mehr geschrieben:

Kohäsion   aus   con-haesio
Koexistenz aus   con-existere.

Beginnt ein griechisches Wort mit *h*, so gibt es zwei Möglichkeiten:

Anämie   aus   a + haima
Anhydrid   aus   a + hydrid.

Im folgenden werden lateinische und griechische Präpositionen in alphabetischer Reihenfolge aufgeführt und ihre Funktion als *Präfixe* anhand von Beispielen demonstriert. Auf Grundwörter, die später in den alphabetisch geordneten Listen auftauchen, wird mit Pfeilen verwiesen. Die Bedeutung der übrigen Grundwörter wird jeweils in Klammern angegeben.

Präfix	**Bedeutung**
a-, an- (gr.) (α-privativum)	ohne, Mangel an, Fehlen von, un-, nicht (bezeichnet das Gegenteil) (das besondere A)
Amnesie	= Gedächtnislücke (gr. *mnesis* = Gedächtnis, Erinnerung)
Anämie	= Mangel an Blutfarbstoff oder roten Blutkörperchen (gr. *haima* = das Blut)
Anästhesie	= Unempfindlichkeit; Hervorrufen von Unempfindlichkeit, d.h. Betäubung (gr. *aisthesis* = die Empfindung)
Analgetikum	= schmerzstillendes Mittel (gr. *algos* = der Schmerz) (-ikum = ...-mittel)
Anorexie	= Appetitmangel (gr. *orexis* = das Verlangen)
Apalliker	= Patienten ohne Hirnmantelfunktion. → *pallium*
Avitaminose	= Vitaminmangelkrankheit (vgl. das Suffix *-osis*)
A(r)rhythmie	= unregelmäßiger Herzschlag ('ohne Gleichmaß') = Herzrhythmusstörung, (gr. *rhythmos* = das Gleichmaß)
ab-, abs- (lat.)	von ... weg
Abduktion	= Wegführen, Abspreizen (einer Extremität) (lat. *ducere* = führen)
Aberration	= Abweichung, z.B. von Strahlen (lat. *errare* = irren)
Ablatio	= Abtragen (eines Körperteiles durch Operation) Ablatio retinae = spontane Netzhautablösung. → *retina*
Abszess	= Eiterabscheidung in eine Gewebshöhle (lat. *cessus* = gegangen)

ad- (lat.)	zu, heran, an

Adaptation	= Anpassung (lat. *aptus* = geeignet)
Adduktion	= Heranführen (einer Extremität an den Körper)
afferent	= herantragend (afferenter Nerv = sensibler Nerv: 'Empfindungen herantragend') (lat. *ferre* = tragen)
Agglutination	= Zusammenballung, Verklebung (lat. *gluten* = der Leim)
Appendix	= Anhängsel; Appendix vermiformis = das wurmförmige Anhängsel (lat. *pendere* = hängen). → *vermis*
Assimilation	= Aufbau von Stoffwechselsubstanzen zu körpereigenen Stoffen (Angleichung, 'Ähnlichmachung') (lat. *similis* = ähnlich)

ana- (gr.)	auf, hinauf, auf ... hin

Anabolismus	= Aufbau im Stoffwechsel (eins *auf* das andere werfen) (gr. *bole* = der Wurf)
Analyse	= Zerlegung einer chemischen Verbindung und Bestimmung ihrer Einzelelemente (bis *auf* die einzelnen Elemente *hin*) (gr. *lysis* = Lösung)
Anamnese	= Vorgeschichte eines Patienten (Erinnerung von der Vergangenheit bis *auf* die Gegenwart *hin*)
Anaphase	= die Phase der Zellteilung, in der sich die Chromosomenhälften *auf* den entgegengesetzten Polen der Kernspindel ansammeln
Anastomose	= Verbindung zwischen zwei getrennten Gefäßsystemen (von einem System *auf* das andere *hin*) (gr. *stoma* = der Mund)
Anatomie	= Lehre vom Bau des menschlichen Körpers (Zerschneiden des Körpers bis *auf* die einzelnen Bauelemente hin) (gr. *tome* = der Schnitt)

ante- (lat.)	vor, vorn, nach vorn

Anteflexio(n)	= Beugung nach vorn (lat. *flexio* = die Beugung)
Anteversio(n)	= Neigung nach vorn (lat. *versio* = die Neigung)

anti- (gr.)	gegen, entgegen

Antagonismus	= Gegenwirkung, Gegenspiel (z.B. von Muskeln) (gr. *agon* = der Kampf)
Antibiotikum	= Mittel gegen lebende Krankheitserreger (gr. *bios* = das Leben)
Antipyretikum	= Mittel gegen Fieber (gr. *pyr* = das Feuer)
Antisepsis	= Vernichtung von Krankheitskeimen (gr. *sepsis* = die Fäulnis)
Antitoxin	= Gegengift (gr. *toxon* = das Gift)
Antiarrhythmikum	= Mittel gegen Herzrhythmusstörungen

apo- (gr.)	von ... weg

Aponeurose	= flächenhafte Sehne (von einem Punkt weg flächenhaft in alle Richtungen) (gr. *neuron* = die Sehne, als man Nerven noch nicht kannte; später: der Nerv)
Apophyse	= Knochenfortsatz (was vom Knochen wegwächst) (gr. *physis* = das Wachstum)
Apoplexie	= Schlaganfall (was den Patienten 'wegschlägt') (gr. *plexis* = der Schlag)

circum- (lat.)	rings herum

Zirkumduktion	= Herumführen (einer Extremität um die eigene Körperachse)
Zirkumferenz	= der Umfang (lat. *ferre* = tragen)
Zirkumzision	= die Umschneidung eines Tumors, einer Wunde, einer Warze, etc. (lat. *circumcidere* = umschneiden; *caedere* = schlagen, fällen)

com-, con- (lat.) siehe **kon-, kom-**

de-, des-, (lat.)	a) herab b) von ... weg, ent- c) un-, nicht (bezeichnet das Gegenteil)

Depression	= Herabdrückung, herabgedrückte Stimmung (lat. *pressio* = der Druck)
Deszensus	= Abstieg (eines Organs in eine tiefere Lage, z.b. des Hodens aus der Bauchhöhle in das Skrotum)
Deszendenztheorie	= Abstammungslehre, Evolutionstheorie (lat. *scandere* = steigen)
Desinfektion	= Entkeimung (Infektion = Ansteckung mit Keimen; lat. *inficere* = hineintun)
Dekompensation	= 'Nicht-Ausgleichung' (einer Störung durch eigene Körperfunktion) (lat. *compensare* = ausgleichen)
Desensibilisierung	= Unempfindlichmachung (gegenüber Stoffen) (lat. *sensibilis* = empfindlich)
Desorientierung	= ohne Orientierung (z.b.: zeitliche oder örtliche Desorientierung bei Bewußtseinsstörungen oder Geistesgestörten).

dia- (gr.)	a) durch, hindurch b) auseinander

Diagnose	= Krankheitserkennung ('durch und durch erkennen') (gr. *gnosis* = das Erkennen)
Dialyse	= Trennung verschiedener Stoffe in Lösungen (z.B. bei der künstlichen Niere) (gr. *lysis* = die Lösung)
Diaphragma	= Zwerchfell, 'Zaun durch' Brustraum und Bauchraum (gr. *phragma* = der Zaun, die Wand)
Diarrhoe	= Durchfall ('Durchfluß') (gr. *rhoé* = der Fluß, das Fließen)
Diastole	= 'Auseinanderziehen' (des Herzmuskels während der Erschlaffung) (gr. *stellein* = stellen)
Diurese	= Harnausscheidung (gr. *uron* = der Harn)

dis- (lat.)	auseinander, ver-, zer-

diskontinuierlich	= unterbrochen, nicht zusammenhängend (lat. *continuere* = fortdauern)
Dislokation	= Verlagerung (z.B. von Knochenfragmenten)
Dissimilation	= Verwertung von Stoffwechselsubstanzen ('Unähnlichmachung')
Dissoziation	= Zerfall (z.B. eines Molekülverbandes in Ionen) (lat. *socius* = verbunden)
Distorsion	= Verstauchung ('Verdrehung'). → *torsio*

dys- (gr.)	miß- (siehe S. 46)

e-, ex- (lat.) **ek-** (gr.)	aus, heraus

Ejakulation	= Samenerguß ('Herausschleuderung') (lat. *iacere* = werfen, schleudern)
Ektasie	= Erweiterung von Hohlorganen (gr. *tasis* = die Dehnung)
Ektomie	= operative Entfernung eines Organs ('Herausschneiden') (gr. *tome* = der Schnitt)
Ekzem	= Hautentzündung (gr. *zema* = das Siedende)
Exazerbation	= zeitweilige Verschlimmerung einer Krankheit (lat. *acerbare* = verschlimmern)
Exitus	= Ausgang (*exitus letalis* = der tödliche Ausgang = der Tod) (lat. *ire* = gehen)
ex iuvantibus (remediis)	= diagnostischer Rückschluß aus Mitteln, die geholfen haben (lat. *iuvare* = helfen) (*remedium* = das Heilmittel)
Exophthalmus	= Heraustreten des Auges aus der Augenhöhle (gr. *ophthalmos* = das Auge)
Exsudat	= entzündlicher Flüssigkeitsaustritt aus Gefäßen ('Ausgeschwitztes') (lat. *sudor* = der Schweiß)
Exstirpation	= totale Entfernung eines Organs (lat. *stirps* = die Wurzel)
eradizieren	= entwurzeln, ausrotten (z.B.: Eradikationstherapie). → *radix, radicis.*

ekto-, exo (gr.)	außen, außerhalb

Ektoparasiten	= Lebewesen, die außerhalb (z.b. auf der Oberfläche) anderer Organismen auf deren Kosten leben (Ggs. Endoparasiten) (gr. *sitein* = essen. → Präfix *para-*)
Ektopie	= Verlagerung nach außen (gr. *topos* = der Ort)
Ektoplasma	= äußere Plasmaschicht (gr. *plasma* = das Geformte)
Exotoxine	= von Bakterien nach außen abgesonderte Gifte

en-, (em-) (gr.)	a) in, hinein b) innen, innerhalb

Embolie	= Gefäßverstopfung durch einen Embolus, z.B. ein losgerissenes Blutgerinnsel ('Hineinwurf')
Embryo	= ungeborene Leibesfrucht ('der innen wachsende Keim') (gr. *bryein* = wachsen)
Empyem	= Eiteransammlung in einer Körperhöhle (gr. *pyon* = der Eiter)
Enzephalitis	= Gehirnentzündung (gr. *kephale* = der Kopf; *enkephalos* = 'was im Kopf liegt' = das Gehirn)

endo-, ento- (gr.)	innen, innerhalb

endogen	= innerhalb (einer Sache, des Körpers, des Menschen) entstanden. → Suffix *-gen*
Endokard	= Herzinnenhaut. → *kardia*
endokrine Drüse	= nach innen (ins Körperinnere) abscheidende Drüse (gr. *krinein* = abscheiden)
Entoderm	= inneres Keimblatt. → *derma*

epi- (gr.)	auf, darauf

Epidemie	= eine Krankheit, die 'auf das Volk' fällt = Seuche, Volkskrankheit. → *demos*
Epidermis	= Oberhaut (im Gegensatz zur darunterliegenden Lederhaut). → *derma*
Epiglottis	= Kehldeckel ('auf dem Stimmapparat'). → *glottis*
Epikondylus	= Gelenkfortsatz ('dem Gelenkkopf aufsitzend'). → *condylus*

extra- (lat.)	außerhalb

extraperitoneal = außerhalb des Bauchfells. → *peritoneum*
Extrasystole = Herzkontraktion 'außerhalb des normalen Rhythmus'. → Präfix *syn-*
Extrauteringravidität = Schwangerschaft außerhalb der Gebärmutter. (lat. *graviditas* = Schwangerschaft. → *uterus*)

hemi- (gr.)	halb

Hemicolektomie = operative Entfernung des halben Dickdarms. → *colon*
Hemikranie = halbseitiger Kopfschmerz. → *cranium*
Hemiplegie = halbseitige Lähmung (gr. *plege* = der Schlag)
hemizyklisch = halbzyklisch (gr. *kyklos* = der Kreis)

hyper- (gr.)	über, oberhalb (örtlich); übermäßig, über der Norm

Hyperämie = übermäßige Durchblutung in einem Gewebe
Hyperazidität = übermäßige Säurebildung (im Magen). → *acidus*
Hypernephritis = 'Entzündung dessen, was über der Niere liegt', = Entzündung der Nebenniere. Sie liegt oberhalb der Niere (gr. *nephros* = die Niere)
Hyperopie = Weitsichtigkeit ('Übersichtigkeit') (gr. *opsis* = das Sehen)
Hyperthyreose = Schilddrüsenüberfunktion (*glandula thyreoidea* = die Schilddrüse)
Hypertonie = hoher Blutdruck. → *tonus*
Hypertrophie = übermäßiges Wachstum ('Überernährung') (gr. *trophe* = die Ernährung)

hyp(o)- (gr.)	unter, unterhalb (örtlich); zu wenig, unter der Norm

Hypästhesie = herabgesetzte Empfindung (gr. *aisthesis* = die Empfindung)
Hypazidität = geringe Säurebildung (im Magen)
Hypokalzämie = Kalziummangel (im Blut)
Hypophyse = Hirnanhangsdrüse ('Gewächs an der Unterseite' des Gehirns)
Hypotonie = niedriger Blutdruck

in-, (im-) (lat.)	a) in, hinein
	b) un-, nicht (bezeichnet das Gegenteil)

a)

Indikation = Heilanzeige (lat. *dicare* = zeigen; *indicare* = anzeigen)
Intoxikation = Vergiftung. → *toxon*
Inzision = Einschnitt (lat. *incidere* = einschneiden)
Implantation = Einpflanzung (lat. *planta, ae f.* = die Pflanze, die Fußsohle)
Impressionsfraktur = Knochenbruch durch Druckwirkung ('Hineindruck')(lat. *frangere* = brechen)
Infarkt = Gefäßverschluß mit Gewebstod (lat. *farcire* = vollstopfen)
Infektion = Ansteckung (lat. *facere* = tun; *inficere* = hineintun)
Inflammation = Entzündung (lat. *flamma* = die Flamme)
Infusion = Eintröpfelnlassen von Medikamenten in Venen ('Eingießung') (lat. *fusio* = der Guß)
Injektion = Einspritzung (lat. *iacere* = werfen)
Inkarzeration = Einklemmung eines Eingeweidebruches (lat. *carcer* = der Kerker)

b)
Immunität	= Unempfindlichkeit gegen Krankheitserreger oder Gifte. → *immunis*
Impermeabilität	= Undurchlässigkeit für bestimmte Stoffe (lat. *meare* = gehen). → Präfix *per-*
Inaktivität	= Untätigkeit (lat. *actio* = die Tätigkeit)
Insuffizienz	= ungenügende Funktion (eines Organs) (lat. *sufficere* = genügen)
Inkontinenz	= ungenügendes Zusammenhalten von Schließmuskeln (lat. *tenere* = halten). → Präfix *kon-*
inoperabel	= nicht operierbar (z.B. ein Magenkrebs)

infra- (lat.)   unterhalb

Infrarot	= 'unterhalb' des roten Lichtes gelegene Wellen
Fossa infraspinata	= unterhalb der Spina (scapulae) gelegene Grube. → *spina* + *scapula*

inter- (lat.)   zwischen

Interruptio	= Unterbrechung (lat. *ruptus* = gebrochen)
Interstitium	= Raum zwischen den Zellen = Zwischenzellraum (lat. *stare* = stehen)

intra- (lat.)   innen, innerhalb; während (= innerhalb einer Zeitspanne)

intramural	= in der Wand eines Organs/einer Struktur gelegen (lat. *murus* = die Mauer)
intraperitoneal	= innerhalb des Bauchfells. → Präfix *peri-*
intra operationem	= während der Operation

kat(a)- (gr.)   ab, hinab

Katabolismus	= Abbau im Stoffwechsel
Katarrh	= Erkältung (mit abfließendem Schleim; gr. *rhoé* = das Fließen)
Katatonie	= Starrsein bei gewissen Geisteskranken ('Absinken der Spannung'). → *tonus*
Kathode	= der negative Pol des elektrischen Stromkreises (gibt Elektronen *ab*)

kon-, kom- (lat.)   zusammen, mit (von *cum* = mit, samt, nebst)

Koitus	= der Beischlaf (lat. *ire* = gehen)
kollateral	= zusammen, Seite an Seite verlaufend (von Gefäßen) (lat. *latus* = die Seite)
Kommotio	= (Gehirn-)Erschütterung. → *motio*
Komplikation	= Verschlimmerung eines Krankheitszustandes ('Verwicklung') (lat. *plica* = die Falte; *complicare* = zusammenfalten, verwickeln)
Kompression	= Quetschung ('das Zusammendrücken')
Konjunktiva	= Bindehaut des Auges (lat. *iungere* = verbinden)
konnatal	= angeboren. → *natus*
konsensuell	= gleichsinnig (z.B. konsensuelle Pupillenreaktion). → *sensus*
Konstitution	= a) Zusammensetzung chemischer Substanzen b) körperliche Gesamtverfassung (lat. *stare* = stehen)

kontra- (lat.)   gegen, entgegen

Kontraindikation	= 'Gegenanzeige' (die es verbietet, eine bestimmte Behandlung durchzuführen)
Kontrazeptivum	= empfängnisverhütendes Mittel (eigentlich: Kontrakonzeptivum). → *conceptio*

meso- (gr.)	mittel-, mitten, zwischen
Mesenterium	= Aufhängeapparat für den Darm, 'Gekröse' (was mitten in den Eingeweiden liegt) (gr. *enteron* = der Darm)
Mesenzephalon	= Mittelhirn
Mesiodont	= zusätzlicher Zahn, der zwischen den mittleren Schneidezähnen durchbricht (gr. *odus, odontos* = der Zahn)
Mesoderm	= mittleres Keimblatt

meta- (gr.)	nach, hinter, folgend (örtl. u. zeitl.); bezeichnet einen Wechsel
Metabolismus	= Stoffwechsel ('Wechsel des Hineingeworfenen')
Metacarpus	= Mittelhand: distal auf den → *carpus* folgend
Metamorphose	= Gestaltwandel (gr. *morphé* = die Gestalt)
Metaphase	= auf die Prophase folgende Phase der Zellkernteilung
Metastase	= Tochterbildung (bei Tumoren, Abszessen; 'Folgezustand') (gr. *stasis* = Stand, Zustand)
Metatarsus	= Mittelfuß: distal auf den → *tarsus* folgend

ob- (lat.)	gegen, entgegen
Obduktion	= Leicheneröffnung (den Augen 'entgegenführen')
Obstipation	= Stuhlverstopfung (lat. *stipare* = stopfen)
Occiput, itis n.	= Hinterkopf (aus *ob* + *caput*)
Opposition	= 'Entgegenstellung', z.B. des Daumens in bezug auf die übrigen Finger (lat. *ponere* = stellen)

par(a)- (gr.)	a) neben (örtlich); von der Norm abweichend b) entgegengesetzt
Parästhesie	= Fehlempfindung wie Jucken und Kribbeln ohne Anlaß
Paranoia	= Wahn ('von der Norm abweichendes Denken') (gr. *noein* = verstehen, denken)
paravenös	= neben der (die) Vene
Parenchym	= 'etwas neben - hinein Gegossenes'; alte griechische Bezeichnung für das je spezifische Funktionsgewebe eines Organs (gr. *chymos* = der Guß)
parenteral	= unter Umgehung des Magen-Darm-Kanals
Parodontose	= Erkrankung des Zahnfleisches (dessen, was 'neben den Zähnen' liegt)
Parasympathikus	= Gegenspieler des Sympathikus ('dem Sympathikus entgegengesetzt'). → Präfix *syn-*
paradox	= entgegen der Vernunft, widersinnig (gr. *doxa* = die allgemeine Meinung)

per- (lat.)	durch, hindurch; durch und durch (bezeichnet ein Übermaß)
perakut	= überaus heftig. → *acutus*
per anum	= durch den After (Applikation von Medikamenten; lat. *anus* = After)
Perforation	= Durchbruch (z.B. eines Magengeschwüres) (lat. *perforare* = durchbohren)
perkutan	= durch die Haut hindurch. → *cutis*
permagnus	= übermäßig groß. → *magnus*

permeabel	= durchgängig. → *meare*
per os	= durch den Mund (Applikation von Medikamenten)
Peroxid	= z.B. H_2O_2 = Wasserstoffperoxid ('durch und durch oxidiert')
Pertussis	= der starke Husten, Keuchhusten. → *tussis*
pervers	= 'durch und durch verdreht' (lat. *versus* = gedreht)
Perspiratio insensibilis	= das 'unmerkliche Hindurchatmen' von Wasser durch die Lungen beim Atmen (lat. *spirare* = atmen)

peri- (gr.)	um ... herum
Perikard	= Herzbeutel (das Gewebe, welches das Herz umgibt). → *kardia*
Periost	= Knochenhaut (das Gewebe, welches den Knochen umgibt). → *osteon*
Peristaltik	= ringförmige Kontraktion (des Darms) (gr. *staltikos* = zusammenziehend)
Peritoneum	= Bauchfell (das um die Eingeweide 'Herumgespannte'). → *tonus*

post- (lat.)	nach, hinter
postoperativ	= nach einer Operation (lat. *operatio* = die Arbeit)
post partum	= nach der Geburt. → *partus*
postmortal	= nach dem Tod. → *mors*
posttraumatisch	= nach einer Verletzung. → *trauma*
postprandial	= nach dem Essen (lat. *prandium* = Mahlzeit)

prae- (lat.)	vor, vorher (zeitlich und örtlich)
präformiert	= vorgebildet (lat. *forma* = die Gestalt, Form)
Prämolaren	= vordere Backenzähne (Zähne *vor* den Molaren, den 'Mahlzähnen') (lat. *mola* = der Mühlstein)
präsystolisch	= vor der Systole. → Präfix *syn-*
Präventivmedizin	= vorbeugende Medizin (lat. *praevenire* = zuvorkommen)

pro- (lat./gr.)	a) vor (zeitlich und örtlich) b) für
Processus	= Knochenvorsprung (lat. *cedere* = gehen), Vorgang
Prognose	= Vorhersage über den Verlauf einer Krankheit ('Vorhererkenntnis') (vgl. S. 93)
Provitamin	= Vorstufe eines Vitamins
Prostata	= die Vorsteherdrüse (gr. *prostates* = Vorsteher)
Prophase	= erste, der Metaphase vorausgehende Phase der Zellkernteilung
Prophylaxe	= Vorbeugung (gr. *phylassein* = bewachen)
Prothrombin	= Vorstufe des Thrombins
pro usu medici	= für den Gebrauch des Arztes (lat. *medicus* = der Arzt)
pro dosi	= Arzneimittelmenge 'pro' Einzelgabe (gr. *dosis* = die Gabe)

re- (lat.)	a) zurück, wieder b) entgegen, wider-
Reflex	= unwillkürliche Muskelkontraktion als Antwort auf einen Reiz ('Zurückbeugen')
Regeneration	= Wiederentstehung (von zerstörtem Gewebe) (lat. *generatio* = die Zeugung)

Reinfektion	= erneute Ansteckung
Reposition	= Zurückverlagerung (z.B. von Knochenfragmenten)
Resistenz	= Widerstandsfähigkeit (das 'Entgegenstehen') (lat. *sistere* = hinstellen)
rezessiv	= (von Erbanlagen) verdeckt ('zurückweichend')
Rezidiv	= Rückfall (bei einer Krankheit) (lat. *recidere* = zurückfallen; *cadere* = fallen)

retro- (lat.)   zurück, nach hinten (örtlich und zeitlich)

Retroflexio(n)	= Abknickung nach hinten (z.B. retroflexio uteri)
retrograde Amnesie	= Gedächtnislücke, die die Ereignisse unmittelbar vor dem Unfall betrifft

semi- (lat.)   halb

Semilunarklappen	= halbmondförmige Klappen im Herzen (lat. *luna* = der Mond)
semipermeabel	= halbdurchlässig (z.B.: eine semipermeable Membran)

sub- (lat.)   unter, unterhalb (örtlich); zu wenig, unter der Norm

Subazidität	= zu geringe Säurebildung (im Magen). → *acidus*
subkutan	= unter der/die Haut (Applikationsform von Medikamenten) (*cutis* = Haut)
sublingual	= unter der/die Zunge (Applikationsform von Medikamenten) (*lingua* = Zunge)
Submucosa	= Gewebe unter der Schleimhaut (lat. *mucus* = der Schleim)
Suppositorium	= Zäpfchen ('von unten eingeführt') (lat. *ponere* = setzen)

super- (lat.)   über, darüber (örtlich); übermäßig, über der Norm

Superazidität	= vermehrte Säurebildung (im Magen)
Supercilium	= Augenbraue ('das über dem Augenlid Liegende'). → *cilium*
Superinfektion	= einem bereits vorgeschädigten Gewebe aufgepfropfte Infektion

supra- (lat.)   oberhalb

suprarenal	= oberhalb der Niere liegend. → *ren*
suprasternal	= oberhalb des Brustbeins liegend. → *sternum*

syn-, sym-, sy- (gr.)   zusammen, mit

Symbiose	= 'Zusammenleben' zweier Lebewesen zu gegenseitigem Nutzen
Symphyse	= Schambeinfuge ('das Zusammengewachsene') (gr. *symphysethai* = zusammenwachsen)
Symptom	= Krankheitszeichen ('das Zusammenfallen'); z.B. sind Bluthochdruck, Lidödeme und Blut im Urin zusammen die Zeichen für eine bestimmte Nierenkrankheit
Synapse	= Schaltstelle zwischen Nervenbahn und Nervenzelle ('das Zusammenhaften') (gr. *hapsis* = die Berührung)
Syndesmose	= Verbindung zweier Knochen durch Bindegewebe (gr. *desmos* = das Band)
Syndrom	= Symptomenkomplex ('das Zusammenlaufen') (gr. *dromos* = der Lauf)
Synergismus	= Zusammenarbeit, z.B. von Muskelgruppen (gr. *ergon* = die Arbeit)
Systole	= Zusammenziehen des Herzmuskels (gr. *stellein* = stellen)

trans- (lat.)	hindurch, hinüber

Transfusion	= (Blut-) Übertragung
Transmitter	= Überträgersubstanz an Synapsen (lat. *mittere* = werfen, schicken)
Transplantation	= Verpflanzung (eines Organs). → *planta*
Transsudation	= nichtentzündlicher Erguß durch eine Gefäßwand hindurch, z.b. bei einer Stauung ('hindurchschwitzen') (lat. *sudor* = der Schweiß)

ultra- (lat.)	jenseits, über ... hinaus

Ultraschall	= jenseits der Hörschwelle liegende Schallwellen
Ultraviolett	= jenseits des violetten Lichtes liegende Lichtwellen
Ultrazentrifuge	= über die normale Geschwindigkeit hinausgehende Zentrifuge (lat. *centrum* = die Mitte; *fugare* = fliehen)

zirkum- (lat.) siehe **circum-**

8.4. Lateinische und griechische Suffixe

Die Suffixe sind Nachsilben, die in ähnlicher Weise wie die Präfixe die Bedeutung des Wortes, dem sie angefügt sind, modifizieren. So besagt etwa das Suffix *-oideus*, daß der bezeichnete Gegenstand einem anderen Gegenstand *ähnlich* ist, z.b.: Musculus deltoideus = der deltaförmige Muskel. Einige Suffixe dienen auch zur Klassifizierung von Krankheiten, indem das Suffix an einen – meist griechischen – Organnamen angehängt wird und die *Art des Leidens* anzeigt, während der Organname selbst auf die Lokalisation der Störung hinweist. Zum Beispiel bezeichnet das Suffix *-itis* allgemein Entzündungen:

Arthritis	= Gelenkentzündung	(gr. *arthron* = das Gelenk)
Hepatitis	= Leberentzündung	(gr. *hepar* = die Leber).

Oft wird ein solches entzündliches Leiden durch ein Adjektiv, welches ein Hauptcharakteristikum der Krankheit nennt, näher gekennzeichnet, z.B.:

Arthritis chondromalacica	= Arthritis mit Erweichung des Knorpels
Hepatitis contagiosa	= ansteckende Leberentzündung (lat. *contagium* = der Ansteckungsstoff)
Lymphadenitis acuta non specifica	= akute, nicht spezifische Lymphdrüsenentzündung.[3]

---

[3] Die Lymphknoten, Nodi lymphatici, wurden früher als 'Drüsen' angesehen. Diese Bezeichnung hat sich in vielen klinischen Termini erhalten.

Das Suffix -oma, dt. -om, bezeichnet eine Vermehrung oder Schwellung desjenigen Gewebes, das durch das Grundwort näher bezeichnet wird, also eine Geschwulstbildung (unabhängig von der Frage, ob es sich um eine gut- oder bösartige Geschwulst handelt):

    Myom = Muskelgeschwulst.

Das Suffix -osis, dt. -ose, bezeichnet einen chronischen bzw. degenerativen Prozeß (lat. chronicus = lange dauernd; degenerativus = entartend):

    Hyperthyreose = Schilddrüsenüberfunktion
    Arthrose = degenerative Gelenkerkrankung.

Jedes der Suffixe -iasis und -ia, dt. -ie, bezeichnet ganz allgemein einen krankhaften Zustand:

    Helminthiasis = Wurmerkrankung (gr. helmins = der Eingeweidewurm)
    Diphtherie = Infektionskrankheit des Rachens (wobei die Schleimhaut des Rachens abstirbt, so daß der Hals innen wie mit Membranen bedeckt aussieht) (gr. diphthera = die Haut).

Allgemein werden die Suffixe sowohl Substantiven als auch Verben und Adjektiven angefügt und legen so die Bedeutung des dadurch entstehenden Terminus fest. Zum Beispiel besagt das Suffix -io, daß es sich um einen Vorgang handelt, während die Endung -or den entsprechenden Handlungsträger bezeichnet:

    flexio = die Beugung
    flexor = der Beuger (der Beugemuskel).

Im folgenden werden die Suffixe mit ihren Bedeutungen aufgeführt und ihr Gebrauch in zusammengesetzten Termini anhand von Beispielen demonstriert. Die Einteilung richtet sich danach, ob es sich um ein *Substantivsuffix* oder um ein *Adjektivsuffix* handelt (zu ihrer Differenzierung siehe S. 26, §5.3). Innerhalb dieser beiden Gruppen erfolgt die Anordnung in alphabetischer Reihenfolge. Die in §5.3 aufgeführten Adjektivsuffixe werden hier der Vollständigkeit halber neben einigen anderen Adjektivsuffixen noch einmal genannt.

8.4.1. Substantivsuffixe

Suffix	Bedeutung und Beispiele
-ase	bezeichnet in der Biochemie die Enzyme (Fermente)
Amylase	= stärkespaltendes Enzym
Lipase	= fettspaltendes Enzym
Transferase	= Enzym, das Molekülgruppen von einer Verbindung auf eine andere überträgt (lat. *ferre* = tragen; *ferens* = tragend)

-ia, -iae f. (lat.), dt. -ie   a. krankhafter Zustand
b. allgemein qualitativer Zustand
c. Tätigkeiten und Wissensgebiete

a)

Hepatomegalie	= krankhafte Vergrößerung der Leber
Dyspepsie	= Verdauungsstörung (gr. *pepsis* = die Kochung, Verdauung)
Myalgie	= Muskelschmerz
Nykturie	= häufigeres nächtliches Wasserlassen
Eklampsie	= plötzlich auftretende Schwangerschaftstoxikose (siehe *-osis*) (gr. *lampsis* = das Leuchten; *eklampsis* = das Aufblitzen)

b)

Eutrophie	= guter Ernährungszustand (bei Säuglingen)
Eutopie	= normale Lage (von Organen)
Symmetrie	= Spiegelbildlichkeit ('Zusammenmaß') (gr. *metron* = das Maß)

c)

Therapie	= Behandlung der Kranken (gr. *therapeia* = die Pflege)
Angiographie	= Röntgendarstellung von Blutgefäßen (gr. *graphé* = die Schrift)
Laparotomie	= operative Eröffnung der Bauchhöhle (gr. *lapara* = die Weichen)
Laryngoskopie	= Kehlkopfspiegelung (gr. *skopein* = sehen)
Anatomie	= Lehre vom Bau des menschlichen Körpers. → Präfix *ana-*

-iasis, -iasis f. (gr.)	krankhafter Zustand, -erkrankung, -leiden
Cholelithiasis	= Gallensteinleiden (gr. *lithos* = der Stein)
Mydriasis	= krankhafte Pupillenerweiterung
Psoriasis	= die Schuppenflechte (gr. *psora* = Krätze, Räude)

-io, -ionis f. (lat.) dt. -ion   Vorgang bzw. dessen Ergebnis

Dilatation	= Erweiterung ('Auseinandertragung') (lat. *latus* = getragen, von *ferre* = tragen. → *dis-*)
Laktation	= Milchproduktion. → *lac*
Salivation	= Speichelproduktion. → *saliva*
Nidation	= Einnistung des befruchteten Eies in die Uterusschleimhaut (lat. *nidus* = das Nest)
Contusio cerebri	= Gehirnquetschung (gegen die Schädeldecke bei Unfällen mit Aufprall)

-itis, -itidis f. (gr.)	Entzündung
Appendizitis	= Wurmfortsatzentzündung ('Blinddarmentzündung')
Gingivitis	= Zahnfleischentzündung
Cheilitis	= Lippenentzündung (gr. *cheilos* = Lippe)
Colitis ulcerosa	= geschwürige Dickdarmentzündung. → *-osus*
Ausnahme: Pneumonie	= Lungenentzündung. Nicht: 'Pneumonitis' oder 'Pulmonitis'

-ma, -matis n. (gr.)	Produkt bzw. Ergebnis einer Handlung	

Emphysema	= die Aufblähung, das 'Hineingeblasene' (gr. *physan* = blasen)
Sperma	= der Samen
Trauma	= die Verletzung
Plasma	= das Geformte
Diaphragma	= das Zwerchfell, die Zwischenwand ('was dazwischengestellt wurde')

-oma, -omatis n. (gr.) dt. -om	Geschwulstbildung

Adenom	= Drüsengeschwulst
Fibrom	= Bindegewebsgeschwulst (das Bindegewebe ist sehr faserreich)
Myofibrom	= Geschwulst aus Muskel- und Bindegewebe
Leiomyom	= Geschwulst aus glatter Muskulatur
Osteom	= Knochengeschwulst
Karzinom	= Krebsgeschwulst

-or, -oris m. (lat.)	a. Handlungsträger
	b. allgemein: qualitativer Zustand
	c. krankhafter Zustand

a)
M. levator scapulae	= der das Schulterblatt hochhebende Muskel
M. depressor anguli oris	= der den Mundwinkel herabdrückende Muskel
Rezeptor	= Reizaufnahmeorgan (lat. *recipere* = aufnehmen)

b)
Calor	= die Hitze
Turgor	= der Flüssigkeitsdruck im Gewebe
Color	= die Farbe

c)
Tumor	= die Schwellung, Geschwulst
Tremor	= das Zittern

-osis, -osis f. (gr.) dt. -ose	a. krankhafter (chronischer bzw. degenerativer) Zustand
	b. biologische Vorgänge
	c. Zucker in der organischen Chemie

a)
Arteriosklerose	= Arterienverhärtung, Arterienwandverkalkung
Nephrose	= chronische Nierenerkrankung
Leukozytose	= krankhafte Vermehrung der weißen Blutkörperchen
Arthrosis deformans	= entstellende, chronisch-degenerative Erkrankung der Gelenke
Gestose	= Schwangerschaftstoxikose; Erkrankung während der Schwangerschaft mit Ödemen, Hypertonie und Proteinurie

b)
Mitose	= Zellteilung (gr. *mitos* = der Faden)
Symbiose	= Zusammenleben zu beiderseitigem Vorteil
Euthyreose	= normale Schilddrüsenfunktion

c)
Saccharose = Rohrzucker
Glucose/Glukose = Traubenzucker
Fructose = Fruchtzucker
Hexose = ein Zucker mit 6 C-Atomen im Molekül (z.B. Glucose, Fructose)

Diminutive sind Verkleinerungsformen wie 'Mäd*chen*' und 'Männ*lein*'. Im Lateinischen werden sie durch fünf spezielle Substantivsuffixe gebildet, die für Masculina, Feminina und Neutra jeweils eigene Ausgänge haben: *-us, -a, -um*. Die dadurch entstehenden Substantive deklinieren deshalb nach a- bzw. o-Deklination.

-ulus	-ula	-ulum	*nodulus*	= das Knötchen (lat. nodus, i. m. = der Knoten)
-culus	-cula	-culum	*uvula*	= Zäpfchen im Rachen (lat. uva, ae f. = Traube)
-ellus	-ella	-ellum	*capitulum*	= Köpfchen (lat. caput, capitis n. = der Kopf)
-illus	-illa	-illum	*musculus*	= der Muskel (lat. mus, muris m. = die Maus)
-olus	-ola	-olum	*auricula*	= das Öhrchen (lat. auris, is f. = das Ohr)
			tuberculum	= das Höckerchen (lat. tuber, is n. = der Höcker)
			patella	= die Kniescheibe (lat. patera, ae f. = die Schüssel)
			cerebellum	= das Kleinhirn (lat. cerebrum, i n. = das Gehirn)
			bacillus	= das Stäbchen (lat. bacus/baculus, i m. = der Stab)
			fibrilla	= das Fäserchen (lat. fibra, ae f. = die Faser)
			spirillum	= das Schräubchen (lat. spira, ae f. = die Schraube)
			nucleolus	= der kleine Kern (lat. nucleus, i m. = der Kern)
			arteriola	= die kleine Arterie (lat. arteria, ae f. = die Schlagader)
			glomerulum	= das kleine Knäuel (lat. glomus, eris n. = das/der Knäuel)

8.4.2. Adjektivsuffixe

Die folgende Liste ergänzt die bereits in §5.3 genannten Adjektivsuffixe (S. 26 ff.).

Suffix	Bedeutung und Beispiele
-alis, -aris, -(ar)ius (lat.) dt. -al, -ar	Zugehörigkeit. Einen allgemeinen und topographischen Bezug ausdrückend; ferner im übertragenen Sinne als Formähnlichkeit
renale Hypertonie	= Bluthochdruck verursacht durch bestimmte Nierenkrankheiten
Hernia inguinalis	= Leistenbruch (topographischer Bezug)
Plexus lumbalis	= seitlich an der Lendenwirbelsäule austretendes Nervengeflecht
Fovea centralis retinae	= die in der Mitte gelegene Grube der Netzhaut (Stelle des schärfsten Sehens)
Plexus solaris	= das Sonnengeflecht; im Bauchraum gelegenes Sympathisches Nervengeflecht (Zugehörigkeit im übertragenen Sinne als Formähnlichkeit)
Os naviculare	= das Kahnbein; einer der Fußwurzelknochen (lat. *navicula* = der Kahn)
Arteria coronaria	= die kranzförmige Arterie (des Herzens)
Musculus trapezius	= der trapezförmige Muskel

-atus (lat.)	versehen mit ..., Formähnlichkeit (-artig)
Os capitatum	= 'der mit einem Kopf versehene Knochen': einer der Handwurzelknochen
Lobus caudatus	= der schwanzförmige Lappen (der Leber)
Gyrus dentatus	= durch Einkerbungen gezähnelt aussehende Windung (des Gehirns)

-(ac) eus (lat.)	stoffliche oder farbliche Ähnlichkeit (-artig)
Paries membranaceus tracheae	= die häutige Wand der Luftröhre
Pars cartilaginea tubae auditivae	= der knorpelige Teil der Ohrtrompete. → Suffix *-ivus*
Pars laryngea pharyngis	= derjenige Teil des Rachenraums, der hinter dem Kehlkopf liegt

-eus (gr.)	topographische Zugehörigkeit
Nervus glossopharyngeus	= der zur Zunge und zum Rachen gehörige Nerv
Arteria poplitea	= die Kniekehlenarterie
Arteria meningea media	= die mittlere Hirnhautarterie
Musculus peroneus longus	= der lange Wadenmuskel (gr. *perone, ae* f. = die Wade)

-formis (lat.)	Formähnlichkeit (geformt wie, -förmig)
Ligamentum falciforme hepatis	= das sichelförmige Band der Leber
Papillae fungiformes linguae	= die pilzförmigen Warzen der Zunge
Recessus piriformis	= birnenförmige Ausbuchtung in der Nähe des Kehlkopfeingangs
Appendix vermiformis	= das wurmförmige Anhängsel ('der Blinddarm')
Os cuneiforme laterale	= das seitliche Keilbein, einer der Fußwurzelknochen

-gen (gr.)	a. verursachend (aktiv im Sinne von 'erzeugend')
	b. verursacht (passiv im Sinne von 'erzeugt' durch ...)
	c. in der Biochemie: Vorstufe eines Stoffes (wegen a)

a)

karzinogene Substanzen	= krebserzeugende Substanzen
pathogene Bakterien	= Krankheiten verursachende Bakterien (Gegenteil: apathogen)
pyrogene Substanzen	= Fieber erzeugende Substanzen

b)

endogene Krankheiten	= im Körper erzeugte, von innen kommende Krankheiten
exogene Krankheiten	= von außen kommende Krankheiten, z.B. durch Bakterien
hämatogen	= auf dem Blutwege entstanden (übertragen)
iatrogene Krankheiten	= durch den Arzt verursachte Krankheiten (z.B. durch falsche Therapie oder Arzneimittelnebenwirkungen)

c)

Fibrinogen	= chemische Vorstufe des Fibrins (bei der Blutgerinnung)
Pepsinogen	= chemische Vorstufe des Pepsins (im Magen)

-icus, -acus (gr.)	a. Zugehörigkeit (topographisch und im übertragenen Sinne als Formähnlichkeit) b. Vorgang

a)

Nervus ischiadicus	= der Hüftnerv ('Ischiasnerv')
Nervus opticus	= der Sehnerv (das Sehen betreffender Nerv. → *opsis*)
Plexus cardiacus	= das zum Herzen gehörige Nervengeflecht
Arteria iliaca	= die zu den Weichen gehörige Arterie

b)

Analgetica (remedia)	= schmerzstillende Arzneimittel (gr. *algos* = Schmerz)
Sympathicomimetica (remedia)	= die Wirkung des Sympathischen Nervensystems nachahmende Arzneimittel (gr. *mimesis* = die Nachahmung)
Morbus haemolyticus neonatorum	= Krankheit von Neugeborenen, bei der sich die roten Blutkörperchen auflösen (gr. *lysis* = Lösung). → *haima, neo-, natus*

-(o)ideus (gr.)	Formähnlichkeit (geformt wie, -förmig)

Cartilago arytenoidea	= der gießbeckenförmige Knorpel (Teil des Kehlkopfes)
Os scaphoideum	= das Kahnbein (einer der Handwurzelknochen)
Processus xiphoideus	= der Schwertfortsatz (am Brustbein) (gr. *xiphos* = das Schwert)
Tunica chorioidea	= die Aderhaut des Auges ('der Eihaut ähnlich')
Os hyoideum	= das Zungenbein (wörtlich: der ypsilonförmige Knochen)
Proteide	= Verbindungen von einfachen Eiweißkörpern mit anderen Stoffen (wörtlich: Eiweißähnliche. Substantiviertes Adjektiv)
Os ethmoidale	= das Siebbein (gr. *ethmos* = das Sieb) (die Ähnlichkeit wird hier durch zwei Suffixe ausgedrückt!)

-inus (gr./lat.)	Zugehörigkeit (topographisch und im übertragenen Sinn als stoffliche Ähnlichkeit und Formähnlichkeit)

Tuba uterina	= der Eileiter (wörtlich: die zur Gebärmutter gehörige Röhre)
Os palatinum	= das Gaumenbein (lat. *palatum*, i n. = der Gaumen)
Substantia adamantina	= der Zahnschmelz (wörtlich: stählerne Substanz; nämlich so hart wie Stahl (gr. *adamas* = der Stahl)
Hyalin	= stark lichtbrechende Eiweißkörper (wörtlich: das Glasartige; substantiviertes Adjektiv) (gr. *hyalos* = das Glas)
Pes equinus	= Spitzfuß (wörtlich: Pferdefuß) (lat. *equus* = das Pferd)
Pes anserinus	= gemeinsame Endsehne dreier Oberschenkelmuskeln, deren Ansatzstelle am Schienbein sich wie die Schwimmhaut eines Gänsefußes verbreitert (lat. *anser* = die Gans)
Trichine	= Fadenwurm, der in Muskelgewebe wie ein aufgerolltes Haar aussieht (wörtlich: das Haarähnliche. Substantiviertes Adjektiv). → *trix*

-ivus (lat.)	Fähigkeit, Vorgang
Dens incisivus	= der Schneidezahn
(Remedia) Sedativa	= beruhigende Arzneimittel
Palliative Behandlung	= lindernde Behandlung, die sich gegen einzelne Symptome und nicht gegen die Krankheit selbst richtet (lat. *pallium* = der Mantel)
Tuba auditiva	= die Ohrtrompete (Verbindung zwischen Mittelohr und Rachen) (wörtlich: das Hören betreffende Trompete)

-lentus (lat.)	Fülle (reich an, voll von)
sanguinolent	= blutig, voll Blut
purulent	= eitrig, voll Eiter
somnolent	= schläfrig (lat. *somnus* = der Schlaf)
sukkulent	= saftig (lat. *succus* = der Saft)

-orius (lat.)	Fähigkeit, Vorgang
Membrana obturatoria	= die verstopfende Membran (nämlich das Foramen obturatum, das vom Sitzbein und vom Schambein gebildet wird)
Nervus oculomotorius	= der die Augenbewegung bewirkende Nerv (lat. *motio* = Bewegung)
Bulbus olfactorius	= Teil der Riechbahn im Gehirn

-osus (lat.)	Fülle (reich an, voll von, bestehend aus)
Corpus adiposum buccae	= der Wangenfettkörper
Lamina cribrosa	= die Siebplatte, eine horizontale Knochenplatte an der Grenze zwischen Nasen- und Stirnhöhle; enthält viele Löcher für den Durchtritt der Riechnerven
Tunica mucosa	= die Schleimhaut
Circulus arteriosus cerebri	= an der Hirnbasis befindlicher Arterienkranz

-phil / -phob (gr.)	Neigung zu / Abneigung
eosinophile Zellen	= zu Eosinfarbe hinneigend, d.h. mit Eosin leicht anfärbbar
basophile Zellen	= Zellen, die leicht Basen binden und daher sich leicht mit basischen Farben anfärben lassen
lipophil	= fettlöslich
Hämophilie	= erhöhte Blutungsneigung ('Bluterkrankheit')
chromophob	= nicht anfärbbar (gr. *chroma* = die Farbe)
hydrophob	= wasserabstoßend

-trop (gr.)	Hinwendung zu, Wirkung auf
Tropismus	= Bewegung auf einen Reiz hin (z.B. bei Pflanzen zum Licht)
chronotrop	= die Zeit (Geschwindigkeit) beeinflussend (gr. *chronos* = die Zeit)
gonadotrope Hormone	= Hormone der Hypophyse, die auf die Keimdrüsen einwirken (gr. *gonos* = das Geschlecht; gr. *aden* = die Drüse)
kortikotrope Hormone	= Hypophysenhormone, die auf die (Nebennieren-) Rinde einwirken

-zid	vernichtende Wirkung
bakterizid	= bakterienabtötend
Insektizide	= Insektenvernichtungsmittel
Fungizide	= pilzvernichtende Mittel (lat. *fungus, i* m. = der Pilz)
Pestizide	= Schädlingsbekämpfungsmittel (Bakterizide, Insektizide, Fungizide usw. lat. *pestis, is* f. = die Seuche)

8.5. Verzeichnis lateinischer und griechischer Grundwörter

Nachfolgend wird eine Auswahl häufig gebrauchter lateinischer und griechischer Grundwörter in alphabetischer Reihenfolge aufgeführt. Darin befinden sich nur solche Grundwörter, die in der medizinischen Fachsprache nicht als eigenständige Begriffe, sondern nur in zusammengesetzten Termini vorkommen. Zum Verständnis derartiger Bezeichnungen ist es notwendig, die Stämme der darin vorkommenden Grundwörter zu identifizieren. Die Beispiele, die zu jedem Grundwort genannt werden, sollen diesen Prozeß erleichtern und die Art der Zusammensetzung demonstrieren. Die Wörter aus dem Verzeichnis der lateinisch-griechischen *Synonyma* und aus der Liste der griechischen *Adjektive* gehören zur gleichen Kategorie wie die nachfolgenden Grundwörter. Da sie hier nicht noch einmal aufgenommen wurden, sei an dieser Stelle ausdrücklich auf die entsprechenden Abschnitte 7 (S. 33 ff.) sowie 8.1 (S. 45 ff.) und im übrigen auf den Anhang ab S. 95 verwiesen.

Grundwort	**Bedeutung**
álgos (gr.)	der Schmerz
Myalgie	= Muskelschmerz
Analgeticum	= schmerzstillendes Arzneimittel
Kephalalgie	= Kopfschmerz
Neuralgie	= Schmerzen im Ausbreitungsgebiet eines Nerven infolge einer Irritation des Nerven, z.B. Trigeminusneuralgie im Gesichtsbereich
áisthesis (gr.)	die Empfindung, das Gefühl
Kinästhesie	= Empfindung der Bewegungen des eigenen Körpers
Lokalanästhesie	= örtliche Betäubung
Pallästhesie	= Vibrationsempfindung (gr. *pallein* = schwingen)
Pallhypästhesie	= herabgesetzte Vibrationsempfindung

(siehe auch die Beispiele auf S. 51)

ambulare (lat.)	gehen

ambulante Behandlung	= nicht stationäre Behandlung
Ambulanz	= Abteilung eines Krankenhauses, in der ambulante Behandlung vorgenommen wird
Somnambulismus	= Schlafwandeln, Nachtwandeln, 'Mondsüchtigkeit'

árgyros (gr.)	das Silber

Argyrie	= Ablagerung von Silbersulfid in Haut und Organen (nach Anwendung von silberhaltigen Medikamenten)
argyrophile Gitterfasern	= in bestimmten Organen vorkommende, leicht mit Silber anzufärbende Fasern

bláste (gr.)	der Keim

Blastula	= Keimbläschen
Erythroblast	= Jugendform eines Erythrozyten (roten Blutkörperchens)
Chondroblast	= Vorform einer Knorpelzelle
Osteoblast	= Vorform einer Knochenzelle

bolé (gr.)	der Wurf

Embolie	= Gefäßverstopfung durch eine körpereigene Partikel, z.B. ein losgerissenes Blutgerinnsel oder einen Fetttropfen
Metabolismus	= Stoffwechsel. → Präfix *meta-*
Anabolismus	= Aufbau im Stoffwechsel. → *ana-*
Katabolismus	= Abbau im Stoffwechsel. → *kata-*
Metabolite	= durch Stoffwechselprozesse entstandene Umwandlungsprodukte

bryein (gr.)	wachsen

Embryo	= Frucht im Uterus in den ersten 3 Monaten (ab. 4. Monat Fetus genannt)
Embryologie	= die Lehre von der Entwicklung der Leibesfrucht (während der ganzen Schwangerschaft)
Emryonenschutz	= Gesetz zur Verhütung des Mißbrauchs von menschlichen Embryonen in der medizinisch-pharmazeutischen Forschung

calor, oris m. (lat.)	die Wärme

Kalorie	= Wärmeeinheit
Kalorimetrie	= Wärmemessung

cérnere (lat.)	scheiden, sondern
cretus	abgeschieden

Sekret	= Absonderung, Ausscheidung (durch Drüsen), die bestimmten Zwecken dient, z.B. Speichel oder Galle
Exkretion/Exkret	= Ausscheidung von Unverwendbarem (Kot, Harn)
Inkretion/Inkret	= innere Sekretion, d.i. Absonderung von wirksamen Sekreten *in das* Blut (Hormone)

cheílos (gr.)	die Lippe
Cheilitis	= Lippenentzündung
Cheiloschisis	= Lippenspalte, 'Hasenscharte' (gr. *Schisis* = die Spaltung)
Cheiloplastik	= künstliche Lippenbildung (gr. *plassein* = formen)

cheir (gr.)	die Hand
Chirurg	= der Arzt, der Kranke durch operative Eingriffe behandelt ('Handwerker') (aus *cheir* und gr. *ergon* = die Arbeit)
Chiropraktiker	= Heilpraktiker, der Wirbelsäulenleiden durch Einrenken behandelt (gr. *praxis* = die Tätigkeit)

chróma (gr.)	die Farbe
Chromosom	= anfärbbare Bestandteile im Zellkern, Erbträger
Zytochrome	= Zellfarbstoffe
Achromatopsie	= Farbenblindheit
chromophob	= nicht anfärbbar
hypochrome Anämie	= Blutarmut, bei der der Farbstoffgehalt des Blutes stärker vermindert ist als die Zahl der roten Blutkörperchen
hyperchrome Anämie	= Blutarmut, bei der die Zahl der roten Blutkörperchen stärker vermindert ist als der Blutfarbstoff

chronos (gr.)	die Zeit
chronisch	= lange dauernd
chronotrop	= die Schlagfrequenz des Herzens beeinflussend
Chronaxie	= Zeit, die ein Stromstoß braucht, um im Muskel eine Erregung hervorzurufen

color, oris m. (lat.)	die Farbe
Kolorit	= Hautfarbe
Kolorimetrie	= Verfahren zur Bestimmung der Konzentration einer Farblösung aufgrund ihrer Färbekraft

cúrrere (lat.)	laufen

Nervus recurrens	= 'zurücklaufender' Nerv
interkurrent	= dazukommend ('zwischenlaufend')
interkurrenter Infekt	= zu einer anderen Krankheit hinzukommende Infektion

déndron (gr.)	der Baum

Dendrit	= Protoplasmafortsatz der Nervenzelle
dendritisch	= verzweigt
Oligodendroglia	= Stützzellen im Zentralnervensystem mit wenigen Verzweigungen
Oligodendrogliom	= Geschwulst des Oligodendrogliagewebes

dípsa (gr.)	der Durst

Polydipsie	= krankhafter Durst, z.B. bei Diabetes mellitus (Zuckerkrankheit, wörtlich: süße Harnruhr, da der Urin von Diabetikern in der alten Medizin gekostet wurde und süß schmeckte)
Dipsomanie	= Trunksucht (gr. *manía* = die Raserei)

émpeiros (gr.)	erfahren

Empirie	= reine Erfahrung ohne Erklärung
empirisch	= auf Erfahrung aufbauend

érgon (gr.)	die Arbeit

Synergismus	= Zusammenwirken (Gegensatz: Antagonismus)
ergotrop	= auf die Leistung wirkend
Ergometer	= Gerät zur Messung der Arbeitsleistung

fácere (lat.)	tun, machen, bilden (in Zusammensetzungen: *-ficere*)

Infektion	= Ansteckung ('das Hineintun')
Ossifikation	= Knochenbildung
Rarefikation	= Gewebsverminderung ('Seltenmachung')
Artefakt	= 'Kunstprodukt', durch die Technik bedingte Veränderung, z.B. beim Anfertigen mikroskopischer Präparate (lat. *ars* = die Kunst)

ferre (lat.)	tragen, bringen, hervorbringen
latus	hervorgebracht

Gll. sudoriferae	= Schweißdrüsen ('schweißhervorbringende Drüsen')
Proliferation	= Wucherung (lat. *proles* = die Nachkommenschaft)
Ablatio retinae	= Netzhautablösung (wörtlich: -abtragung)

afferenter Nerv	= sensibler Nerv ('Empfindungen an das Zentralnervensystem herantragend'). → Präfix *ad-*
efferenter Nerv	= motorischer Nerv ('Bewegungsimpulse aus dem Zentralnervensystem heraustragend'. → Präfix *ex-*

fléctere (lat.)	beugen, biegen
flexus	gebogen

Musculus flexor	= Beuger, Beugemuskel
Reflex	= unwillkürliche Muskelkontraktion als Antwort auf einen Reiz
A. circumflexa humeri	= um den Humerus 'herumgebogene' Arterie

gámos (gr.)	die Hochzeit

Gamet, Gametozyt	= Geschlechtszelle
Anisogamie	= Vereinigung ungleich großer Gameten (→ Präfix *a-*, *iso-*)
Monogamie	= Einehe

génesis (gr.)	die Entstehung, vgl. *gonos*

Phylogenese	= Entstehung des Stammes, der Art (gr. *phylon* = der Stamm)
Ontogenese	= Entstehung des Individuums (gr. *on* = das Seiende, Wesen)
Spermiogenese	= Entstehung von Spermien = männlichen Geschlechtszellen
homogen	= auf dieselbe Art, auf gleicher Basis entstanden, gleich beschaffen. → Suffix *-gen*
Gene	= Erbeinheiten in den DNS-Ketten
Genetik	= Erblehre
hämatogene Osteomyelitis	= auf dem Blutwege entstandene Entzündung des Knochenmarks (durch Bakterienabsiedelung)

géron (gr.)	der alte Mensch

Gerontologie	= Lehre von den Alterungsvorgängen
Geriatrie	= Lehre von den Alterskrankheiten (wörtlich: Altersmedizin)
Gerontopsychiatrie	= Psychiatrie alter Leute

glykys (gr.)	süß

Glukose/Glucose	= Traubenzucker (Dextrose)
Hyperglykämie	= erhöhter Zuckergehalt des Blutes
Glykosurie (= Glucosurie)	= Zuckerausscheidung im Harn
Glykogen	= tierische Stärke (in der Leber aufgebaut)
Glukagon	= Hormon des Pankreas, das die Glykogenolyse anregt. → *lysis*

gnósis (gr.)	das Erkennen, die Erkenntnis
Agnosie	= Störung des Erkennens trotz ungestörter Funktion der entsprechenden Sinnesorgane
Diagnose	= Krankheitserkennung ('Durch-und-durch-Erkenntnis')
Prognose	= Voraussage über den Ausgang einer Krankheit (wörtlich: Vorhererkennen)

gónos (gr.)	die Erzeugung, vgl. *genesis*
Gonaden	= Keimdrüsen. → *aden*
Gonadotropine	= auf die Keimdrüsen einwirkende Hormone der Hypophyse
Gonosomen	= Geschlechtschromosomen (X, Y)

gradus (lat.)	der Schritt
Grad	= Maßeinheit
graduell	= schrittweise
Gradient	= Maß für die Veränderung einer (physikalischen, mathematischen) Größe im Vergleich zu einer anderen

grámma, graphé	die Schrift, Aufzeichnung
-graph	-schreiber, das Aufzeichnugsgerät
-graphie (gr.)	-schreibung, das Aufzeichnungsverfahren
Elektro-	
enzephalograph	= Gerät zur Aufzeichnung der elektrischen Aktivität des Gehirns
enzephalogramm	= EEG, Hirnstromkurve
enzephalographie	= die Aufzeichnung eines EEGs
myogramm	= EMG, Muskelstromkurve
retinogramm	= ERG, Netzhautstromkurve
kardiogramm	= EKG, Herzstromkurve
kardiographie	= Aufzeichnung eines EKGs
Engramm	= Erinnerungsspur im Gehirn ('Einschreibung')

histíon (gr.)	das Gewebe
Histologie	= Lehre vom Aufbau der Gewebe des Körpers
Histiozyten	= Makrophagen des lockeren Bindegewebes. → *phagein* (siehe unten)
Histopathologie	= Lehre von den Gewebserkrankungen

hypnos (gr.)	der Schlaf
Hypnose	= schlafähnlicher Zustand verbunden mit Willenlosigkeit
Hypnotika	= Schlafmittel

ión (gr.)	gehend, wandernd
Ionen	= elektrisch geladene Atome oder Moleküle, die im elektrischen Feld zur Elektrode 'wandern'. → Präfix *ana-*, *kata-* (Anode, Kathode)
Ionisierende Strahlen	= Strahlen, die Ionen erzeugen, z.b. Röntgenstrahlen

ire (lat.)	gehen
itus	gegangen
Exitus	= Ausgang (exitus letalis: tödlicher Ausgang, Tod)
Aditus	= Zugang
Koitus	= Beischlaf
initial	= anfangs

kaúsis (gr.)	das Brennen
kautér	der Brenner
Kausalgie	= brennender Schmerz nach Verletzung von Nerven. → *algos*
Kauterisation	= Gewebezerstörung durch Brenn- oder Ätzmittel (Synon.: Kaustik)
Kryokauter	= Gerät zur 'Kälteverbrennung', z.b. zur Kauterisation von Warzen (gr. *kryos* = die Kälte)
Thermokauter	= Gerät zur Gewebezerstörung durch Hitze. → *thermós*

kéras (gr.)	das Horn
Keratomalazie	= Hornhauterweichung (am Auge) aufgrund von Vitamin-A-Mangel
Keratometer	= Instrument zur Messung des Hornhautdurchmessers am Auge
Keratitis	= Hornhautentzündung des Auges
Hyperkeratose	= krankhafte Verdickung der Hornschicht der Haut

kínesis (gr.)	die Bewegung
kinetische Energie	= Bewegungsenergie
Dyskinesie	= Störungen im Bewegungsablauf
Thrombokinase	= Enzym, das die Blutgerinnung 'in Bewegung setzt'
Adiadochokinese	= Unfähigkeit, antagonistische Bewegungen schnell abwechselnd auszuführen, z.B. die Finger zu beugen und zu strecken, oder auch das Wort "Adiadochokinese" flüssig auszusprechen (gr. *diadochus* = abwechselnd, aufeinanderfolgend)

klásis (gr.)	das Zerbrechen
Osteoklasten	= Knochensubstanz abbauende Zellen
Chondroklasten	= Knorpelsubstanz abbauende Zellen

kline (gr.)	das Bett, Lager
Poliklinik	= einer Klinik angegliederte Abteilung zur ambulanten Behandlung ('Stadtklinik') (gr. *pólis* = die Stadt)

koilía (gr.)	die Bauchhöhle
Truncus coeliacus	= gemeinsamer Stamm der A. gastrica sinistra, A. hepatica communis und A. lienalis = Tripus Halleri = der Hallersche Dreifuß
Plexus coeliacus	= größtes Geflecht des Sympathischen Nervensystems, um den Truncus coeliacus gelegen (Synonym: Plexus solaris)

kólla (gr.)	der Leim
Kolloid	= Lösung, die Teilchen einer bestimmten Größe enthält, ('leimähnlich'). → Suffix *-oideus*
Kollagen	= Gerüsteiweißkörper, der in Bindegewebe, Sehnen, Knorpel, Knochen etc. vorkommt. (Beim Kochen 'leimbildend'.) → *-gen*

kóre (gr.)	die Pupille
Isokorie	= gleiche Weite der Pupillen
Anisokorie	= ungleiche Weite der Pupillen
Korektopie	= exzentrische Lage der Pupille. → *topos*, Präfix *ek-*. → *Ektopie*.

kréas, kreatos (gr.)	das Fleisch
Kreatinin	= aus dem Muskelstoffwechsel stammendes Produkt, das durch die Nieren ausgeschieden wird
Pankreas	= die 'gänzlich aus Fleisch' bestehende Drüse (auf alten Vorstellungen beruhende Bezeichnung für Bauchspeicheldrüse)

krínein (gr.)	abscheiden
endokrine Drüse	= Drüse, die nach innen (in die Blutbahn) abscheidet
exokrine Drüse	= Drüse, die (durch einen Gang) nach außen abscheidet
holokrine Drüse	= Drüse, bei der die ganze Drüsenzelle zum Sekret wird. → *cernere*

kyklos (gr.)	der Kreis, Ring
zyklische Verbindungen (chem.)	= Kohlenstoffverbindungen, deren Kohlenstoffatome kreisförmig verknüpft sind
Zyklothymie	= Gemütserkrankung mit depressiven und manischen Zyklen. → *thymos*
'Zyklusstörungen'	= Störungen im Ablauf des Menstruationszyklus

líthos (gr.)	der Stein

Cholelithiasis	= Gallensteinkrankheit
Nephrolithiasis	= Nierensteinkrankheit
Litholyse	= Auflösung von (Harn-) Steinen durch chemische Lösungsmittel

lógos (gr.)	das Wort, die Wissenschaft, die Lehre, das Verhältnis

Biologie	= Wissenschaft vom Leben (Suffix *-logie* = 'die Lehre von ...')
Homologe Transplantation	= Organverpflanzung von einem artgleichen Spender (z.B. von Mensch zu Mensch)
Heterologe Transplantation	= Organverpflanzung von einem artfremden Spender (z.B. von Tier zu Mensch) = Xenotransplantation (gr. *xenos* = fremd)
Autologe Transplantation	= Organverpflanzung vom Spender selbst (z.B. Hauttransplantation)
Isologe Transplantation	= Organverpflanzung von einem genetisch gleichen Spender (z.B. von eineiigen Zwillingen)

lysis (gr.)	die Lösung

Hämolyse	= Austritt von Blutfarbstoff bei Auflösung der roten Blutkörperchen
Autolyse	= Gewebsauflösung nach dem Tode ('Selbstauflösung')
Lysine	= Stoffe, die Hämo- oder Bakteriolyse verursachen

mater, matris f. (lat.) die Mutter (Hülle)

Matrix	= Mutterboden, Keimschicht
Dura mater	= die harte Hirnhaut
Pia mater	= die weiche Hirnhaut. Die Bezeichnung *mater* für Hirnhaut geht auf das arab. 'die Mütter des Gehirns' = die Hirnhäute zurück. Bei der Übersetzung wurde für das arabische Wort 'latif' (weich) die falsche Bedeutung 'fromm' gewählt: darum 'pia mater'.

métron (gr.)	das Maß (die Länge; Messung)
-meter	-messer, Meßapparat
-metrie	-messung, Meßverfahren

Audiometrie	= Hörprüfung, Messung der Hörfähigkeit
Audiometer	= der Apparat, mit dem man eine Audiometrie durchführt
Spirometrie	= Messung der Atemleistung der Lungen. → *spirare*
Spirometer	= der Apparat der Spirometrie
Chronometer	= Zeitmesser, z.B. Uhr
Galvanometer	= Strommesser (benannt nach dem italienischen Physiker Galvani)
Symmetrie	= Gleichmaß
Isometrie	= Längengleichheit

mnésis, mnéme (gr.)	die Erinnerung, das Gedächtnis
Anamnese	= Vorgeschichte eines Patienten (Erinnerung von der Vergangenheit bis *hin auf* die Gegenwart). → Präfix *ana-*
Amnesie	= Gedächtnislücke ('ohne Erinnerung')
Mnemotechnik	= Technik der Gedächtnisschulung

morphé (gr.)	die Form, Gestalt
Morphologie	= Formenlehre, Gestaltlehre
Metamorphose	= Gestaltwandlung

motus, us m. (lat.)	die Bewegung
commotio cerebri	= die Gehirnerschütterung (eigentl.: Gehirn'mitbewegung')
Motilität	= Beweglichkeit
Motorik	= willkürliche, aktive Bewegungsvorgänge
motorischer Nerv	= Bewegungsimpulse übertragender Nerv

mykes (gr.)	der Pilz
Mykologie	= Pilzkunde (ein Zweig der Mikrobiologie und Dermatologie)
Mykose	= Pilzerkrankung. → Suffix *-ose*
Dermatomykose	= Pilzerkrankung der Haut

nekrós (gr.)	der Leichnam
Nekrose	= lokales Absterben von Zellen und Geweben
nekrotisches Gewebe	= abgestorbenes Gewebe

ónyx, onychos (gr.)	der Nagel
Onychomykose	= Pilzerkrankung des Finger- bzw. Zehennagels
Paronychie	= Entzündung des Nagelfalzes (der *neben* dem Nagel liegt)

páthos (gr.)	das Leiden, die Krankheit
-pathie	-erkrankung, -leiden (pathos + -ia)
Pathologie	= Krankheitslehre (siehe S. 89)
Nephropathie	= Nierenleiden. → *nephros*
Polyneuropathie	= Erkrankung mehrerer Nerven
Sympathie	= Mitleiden, Mitfühlen
pathogen	= krankmachend
pathologisch	= krankhaft
Pathogenese	= Krankheitsentstehung und -verlauf (siehe S. 89)

Psychopathologie	= Lehre von den seelischen Abnormitäten und Funktionsstörungen
pathognomonisches Symptom	= ein für eine Krankheit besonders kennzeichnendes Symptom

penía (gr.)	der Mangel

Leuko(zyto)penie	= Mangel an weißen Blutkörperchen
Thrombo(zyto)penie	= Mangel an Blutplättchen (sie spielen eine Rolle bei der Blutgerinnung)

pépsis (gr.)	die Verdauung (eigentl.: Kochung)

Pepsin	= Verdauungsferment
Dyspepsie	= Verdauungsstörung
Ulcus pepticum	= Ein Geschwür, das durch Andauung der Magenwand entsteht

péxis (gr.)	das Anheften

Orchidopexie	= operatives Herunterziehen eines Leistenhodens und Befestigung im Hodensack
Nephropexie	= operatives Befestigen der Niere in korrekter Lage bei → Nephroptose

phageín (gr.)	fressen, essen

Phagozyten	= 'Freßzellen', nehmen Fremdkörper u.a. auf (Infektabwehr)
Makrophagen	= große Freßzellen
Koprophagie	= Kotessen (bei Geisteskranken, Kindern)
Aerophagie	= 'Luftschlucken' beim Essen

phlégma (gr.)	die Entzündung, der Schleim
phlogízein	brennen

Phlegmone	= flächenhafte Entzündung des Zellgewebes
Antiphlogistika	= entzündungshemmende Arzneimittel

phóbos (gr.)	die Furcht, Scheu

chromophob	= nicht anfärbbar
Phobie	= krankhafte Angst
Agoraphobie	= Platzangst, d.h. Furcht, über leere Plätze oder auf die Straße zu gehen (gr. *agora* = öffentlicher Platz)
Klaustrophobie	= Angst und Unruhe in einem geschlossenen Raum (lat. *claustrum*, i. n = Verschluß, Schranke)
Phobophobie	= Angst vor Angstanfällen

phoné (gr.)	die Stimme, der Laut
Phon	= Einheit der Lautstärke
Phonation	= Stimmbildung, Lautbildung
Phoniatrie	= Stimmheilkunde

phorá (gr.)	das Tragen, Führen; das Befinden
phérein	tragen
Elektrophorese	= chemisch-analytische Methode zur Identifizierung von Substanzen durch 'elektrischen Transport' im elektrischen Feld
Euphorie	= übersteigertes Wohlgefühl (z.B. nach der Einnahme von Opiaten)
peripher	= 'außen herumführend'

phos, photos (gr.)	das Licht
Phosphor	= chemisches Element, das im Dunkeln leuchtet (wörtl.: Lichtträger)
Photometer	= Lichtmesser
Phototropismus	= die Eigenschaft von Pflanzen, sich zum Licht hinzuwenden
Photophobie	= Lichtscheu
Photorezeptoren	= auf Lichtreiz reagierende Zellen in der Netzhaut
Photosynthese	= Aufbau von organischen Stoffen aus anorganischen Stoffen mit Hilfe von Lichtenergie (Fähigkeit grüner Pflanzen)

phren (gr.)	der Geist, das Gemüt; das Zwerchfell
Schizophrenie	= 'Geistesspaltung'. Geisteskrankheit mit Persönlichkeitsstörungen
Oligophrenie	= Schwachsinn
Phrenalgie	= Zwerchfellschmerz
Nervus phrenicus	= Zwerchfellnerv
Phrenikotomie	= Durchtrennung des N. phrenicus (zur Stillegung einer Lungenhälfte)
Phrenologie	= Lehre von der Lokalisation der verschiedenen geistigen Fähigkeiten im Gehirn (überholt)

physis (gr.)	die Natur, das Wachstum
Physik	= Lehre von den Zuständen und Zustandsänderungen in der unbelebten Natur
Physiologie	= Lehre von der 'Natur' des Menschen (von dem Zustand und den Funktionen der Lebewesen)
Epiphyse	= Gelenkende der Röhrenknochen (das 'Daraufgewachsene')
Hypophyse	= Hirnanhangsdrüse (das 'Daruntergewachsene')
Symphyse	= Schambeinfuge (das 'Zusammengewachsene')

plásma (gr.) das Geformte
plássein bilden, formen

Zytoplasma = Zellinhalt (ohne den Zellkern)
Neoplasie = krankhafte Neubildung von Gewebe
Aplasie = ausgebliebene Entwicklung eines Organs oder Gewebes
Hypoplasie = Unterentwicklung eines Organs oder Gewebes
Hyperplasie = übermäßige Entwicklung eines Organs oder Gewebes durch Zunahme der Zellzahl = numerische Hypertrophie

plegé (gr.) der Schlag, die Lähmung
pléxis der Schlag

Hemiplegie = Halbseitenlähmung
Paraplegie = Lähmung zweier symmetrischer Extremitäten
Ophthalmoplegie = Augenmuskellähmung (wörtlich: Augenlähmung)

pneuma (gr.) die Luft, der Atem (nicht zu verwechseln mit *pneumon* = die Lunge)

Ossa pneumatica = lufthaltige Knochen
Pneumothorax = künstliche oder durch Verletzung hervorgerufene Ansammlung von Luft zwischen den Pleurablättern

poíesis (gr.) das Tun, Machen, die Bildung

Erythropoese = Bildung der roten Blutkörperchen
Hämatopoese = Blutbildung, Blutbereitung
hämatopoetisches System = alle an der Blutbildung beteiligten Organe und Funktionen

pónere (lat.) setzen, legen, stellen
pósitus gesetzt

Position = Lage
Reposition = Zurückverlagerung (z.B. eines ausgekugelten Gelenkes)
Opposition = Gegenüberstellung (des Daumens gegen die anderen Finger)
M. opponens policis = der die Daumenopposition bewirkende Muskel

préssio (lat.) der Druck
prémere drücken (in Zusammensetzungen: -primere)

Depression = niedergedrückte Stimmung
deprimiert sein = in niedergedrückter Stimmung sein
Kompressor = Verdichter von Dämpfen und Gasen (wörtlich: Zusammendrücker)
Pressorezeptoren = Blutdruckzügler in der Wand der Aorta und im Carotissinus, die auf Blutdruckzunahme reagieren

psyche (gr.)	die Seele, der Geist
Psychologie	= 'Seelenkunde'
Psychiatrie	= 'Seelenheilkunde'
Psychopharmaka	= Medikamente zur Beeinflussung psychischer Zustände
Psychose	= Geisteskrankheit
ptósis (gr.)	das Fallen
Ptomaine	= Leichengifte (Stoffe in 'Gefallenem')
Ptosis	= Herabhängen des Oberlides durch Lähmung des Musculus levator palpebrae superioris
Symptome	= Krankheitszeichen; treten zusammen mit anderen Krankheitszeichen auf (wörtlich: 'Zusammenfall') und ergeben damit ein Krankheitsbild, ein Muster
pyelos (gr.)	das Becken; in der Medizin nur: das Nierenbecken
Pyelographie	= Röntgendarstellung des Nierenbeckens
Pyelonephritis	= Entzündung des Nierenbeckens und der Niere
pyr (gr.)	das Fieber (eigentlich: das Feuer)
pyrogene Stoffe	= fiebererzeugende Stoffe
Antipyretika	= fiebersenkende Mittel
rhéuma, rhoe (gr.)	der Fluß, das Fließen
Hämorrhoiden	= leicht blutende, erweiterte Venengeflechte in der Analgegend
Rheumatismus	= veraltete Bezeichnung für eine Vielzahl von Erkrankungen am Stütz- und Bindegewebe des Bewegungsapparats mit fließenden, reißenden und ziehenden Schmerzen ('Rheuma')(wörtlich: 'Fließen' der Krankheitsstoffe; Begriff aus der alten Viersäftelehre)
Diarrhoe	= Durchfall ('Durchfluß')
Menorrhoe	= Monatsfluß, Menstruation
Rheobase	= Gleichstromfluß, der bei längerer Reizung gerade eben eine Muskelzuckung hervorruft
'Ruhr'	= das Wort 'Ruhr' in Begriffen wie 'Harnruhr' ist mit dem griechischen Wort 'rhoe' verwandt!
rhéxis (gr.)	die Zerreißung
Rhexisblutung	= Blutung infolge Gefäßzerreißung
Karyorhexis	= Zerfall des Zellkerns in Chromatinbröckel nach dem Zelltod (wörtlich: Kernzerreißung)

sagítta (lat.)	der Pfeil
Sagittalebene	= Schnittebene durch den Körper von ventral nach dorsal
Sutura sagittalis	= Pfeilnaht (am Schädeldach)

sarx, sarkos (gr.)	das Fleisch
Sarkoplasma	= Zytoplasma einer quergestreiften Muskelfaser
Sarkolemm	= Bindegewebshülle der quergestreiften Muskelfaser

scándere (lat.)	steigen (in Zusammensetzungen: -scendere)
Colon ascendens	= aufsteigender Teil des Dickdarms
Colon descendens	= absteigender Teil des Dickdarms
Deszendenztheorie	= Abstammungslehre

schísis (gr.)	die Spaltung
schízein	spalten
Rhachischisis	= angeborene Spaltbildung der Wirbelsäule
Schizophrenie	= Geisteskrankheit ('Geistesspaltung')
Schizomyzeten	= Spaltpilze

skopéin (gr.)	sehen, betrachten, untersuchen
Endoskopie	= Besichtigung von Körperhöhlen durch Einführen optischer Vorrichtungen (dt. als 'Spiegelung' bezeichnet)
Gastroskopie	= Magenspiegelung
Bronchoskopie	= Spiegelung der Luftröhrenäste
Ophthalmoskop	= Augenspiegel
Stethoskop	= Hörrohr zum Abhören von im Körper entstehenden Schallphänomenen ('Brustspiegel')

sideros (gr.)	das Eisen
Sideropenie	= Eisenmangel. → *penia*
Siderophilie	= Eisenspeicherkrankheit (krankhafte Eisenablagerung in Haut und Organen)
Sideroachrestische Anämie	= Blutarmut infolge der Unfähigkeit, Eisen in den Blutfarbstoff einzubauen (gr. *chréstein* = ausnützen)

spiráre (lat.)	atmen
spiratio	die Atmung
Inspiration	= Einatmung

Exspiration	= Ausatmung
Respiration	= Atmung (ein und aus: 'Wiederatmung')
Spirometrie	= Messung der Atmungsleistung der Lunge

staphylé (gr.)	die Traube, Beere
Staphylokokken	= kugelförmige Bakterien, die sich traubenförmig zusammenlagern (gr. *kókkos* = die Kugel)
Staphyloma	= Geschwulst am Auge ('Beerengeschwulst')

stásis (gr.)	der Stillstand
Zytostatika	= Medikamente, die das Wachstum von Zellen zum Stillstand bringen
Hämostase	= Stillstand der Blutzirkulation (z.B. in Entzündungsherden)

stéar, steatos (gr.)	das Fett, der Talg
Stearin	= der Talg
Steatorrhoe	= Ausscheidung von unverwertetem Fett im Stuhl

sthénos (gr.)	die Kraft, Stärke
Asthenie	= Kraftlosigkeit, schwächlicher Zustand
Myasthenia gravis	= schwere Muskelschwäche (eine bestimmte Krankheit)
Isosthenurie	= Ausscheidung von Harn, dessen Konzentration unabhängig von der getrunkenen Flüssigkeitsmenge immer gleich stark ist

streptós (gr.)	die Kette, das Band
Streptokokken	= kugelförmige Bakterien, die sich zu Ketten aneinander lagern
Streptodermie	= durch Streptokokken verursachte Hauterkrankung
Streptomyces	= bestimmte, zur Verzweigung neigende Bakterien, die Antibiotika bilden (wie Aureomycin, Tetracyclin, Streptomycin usw.)

táxis (gr.)	die Ordnung
Taxonomie	= Ordnung der Arten (Pflanzen, Tiere, Krankheiten) in einem System
Ataxie	= Störung der (Bewegungs-) Ordnung
Chemotaxis	= zielgerichtete Bewegung von Phagozyten entlang eines Gradienten aus bestimmten Molekülen im Organismus

téla (lat.)	das Gewebe
Tela submucosa	= das Gewebe unter der Schleimhaut
Tela chorioidea	= die Aderhaut des Auges ('der Eihaut ähnlich')

télos (gr.)	das Ziel, der Zweck, das Ende
Teleologie	= Lehre von der Zweckmäßigkeit der Dinge (z.B. von Organen)
Telenzephalon	= Endhirn = Großhirn (in der Entwicklungsgeschichte zuletzt entstanden)
Teleangiektasie	= Erweiterung der Gefäßendigungen (Kapillaren). → *ek-, tasis*
Telophase	= Schlußphase der Zellteilung

téras, teratos (gr.)	das Ungeheuer, die Mißgeburt
teratogene Stoffe	= Stoffe, die Mißbildung des Embryos hervorrufen
Teratologie	= Lehre von den Mißbildungen

theléin (gr.)	üppig wachsen
Epithelgewebe	= ein- oder mehrschichtiger Zellverband, der die äußere oder innere Körperoberflächen bedeckt
Endothel	= einschichtiger Zellverband, der alle Gefäße und Kapillaren auskleidet

thérme (gr.)	die Wärme
Thermometer	= Wärmemesser
Thermanästhesie	= Verlust der Temperaturempfindung
Thermokaustik	= Zerstörung von Gewebe durch Hitze. → *kausis*

thymós (gr.)	das Gemüt
thymogen	= durch Gemütsbewegungen entstanden
Thymopathie	= Gemütsleiden, z.B. Zyklothymie. → *kyklos*
Thymoleptika	= die Stimmung, das Gemüt erfrischende Mittel (= antidepressiv wirkende Psychopharmaka). (gr. *analeptikos* = wiederherstellend.)

thyreoidés (gr.)	schildförmig
Glandula thyreoidea	= die Schilddrüse (eigentlich: die schildförmige Drüse)
Thyreoiditis	= Schilddrüsenentzündung
Hyperthyreose	= Schilddrüsenüberfunktion
Thyreotoxikose	= 'Vergiftung' mit Schilddrüsenhormon bei Hyperthyreose. → *toxon*
Cartilago thyreoidea	= der Schildknorpel
Gll. parathyreoideae	= die Nebenschilddrüsen

tomé (gr.)	der Schnitt
Atom	= 'Nicht-Teilbares', kleinstes Teilchen

Anatomie	= 'Das Aufschneiden'
Phlebotomie	= Einschnitt in die Vene
Gastrektomie	= operative Entfernung des Magens
Mikrotom	= Apparat zur Herstellung feinster Gewebeschnitte für die Mikroskopie

tópos (gr.)   der Ort

Topographie	= Beschreibung von Lagebeziehungen der Dinge zueinander
Isotope	= unterschiedliche Atomarten des gleichen chemischen Elements, die an der gleichen Stelle (isos, topos) des Periodensystems stehen

tórsio (lat.)   die Drehung

Torsionsfraktur	= Knochenbruch durch gewaltsame Achsendrehung (Synonym: Rotationsfraktur; lat. *rotatio* = die Drehung)
Distorsion	= Verstauchung ('Auseinanderdrehung')

tóxon (gr.)   das Gift (eigentlich: der Bogen)

toxisch	= giftig
Toxikologie	= Lehre von den Wirkungen der Gifte
Toxine	= Giftstoffe von Mikroben, Pflanzen oder Tieren
Intoxikation	= Vergiftung

trophé (gr.)   die Ernährung, das Wachstum

trophische Wirkung	= ernährende Wirkung
Trophoblast	= Teil der Keimblase, der später das ernährende Gewebe für den Embryo bildet
trophotrop	= auf die Ernährung gerichtet
Atrophie	= Organschwund infolge Abnahme von Zahl und/oder Größe der Zellen ('ohne Ernährung', 'ohne Wachstum')
Hypertrophie	= Organzunahme infolge Vergrößerung der einzelnen Zellen ('Überernährung', 'zu viel Wachstum')
bradytrophes Gewebe	= gefäßarmes oder gefäßfreies Gewebe mit verlangsamtem Stoffwechsel (z.B. Knorpelgewebe, Hornhaut und Linse des Auges)

trópos (gr.)   die Wendung, Drehung

Tropismen	= gerichtete Bewegungen auf einen Reiz hin
chronotrop	= die Schlagfrequenz des Herzens beeinflussend. → *chronos*
ergotrop	= auf das Arbeitspotential des Herzens wirkend. → *ergon*
glandotrope Hormone	= auf Drüsen wirkende Hormone der Hypophese (z.B. gonadotrope und kortikotrope Hormone)

vivere (lat.)	leben
Vivisektion	= Sektion und Experimentieren am lebenden Tier, wie üblich
Vivipara	= 'Lebendgebärende' (Lebewesen, die lebende Junge zur Welt bringen; Ggs.: *Ovipara* = Eierlegende)
vivax	= lebenskräftig, zäh

zygón (gr.)	das Joch
Os zygomaticum	= Jochbein
Zygote	= befruchtete Eizelle (Produkt der Verschmelzung zweier Gameten)

zyme (gr.)	der Sauerteig
Enzyme	= Fermente (Stoffwechselkatalysatoren)
Zymase	= Sammelname für alle an der Alkoholgärung beteiligten Enzyme

zóon (gr.)	das Tier
Zoologie	= Lehre von den tierischen Lebewesen
Protozoen	= 'Urtiere', Einzeller, die am Beginn der Lebensentstehung stehen
Spermatozoen	= männliche Geschlechtszellen ('Samentierchen')

9. Bemerkungen zur Bezeichnung der medizinischen Fachgebiete

Ein medizinisches Fachgebiert wird je nachdem, ob es sich direkt mit der Behandlung von Patienten befaßt oder nicht, als ein *klinisches* oder ein *nicht-klinisches* ('theoretisches') Fach bezeichnet. Die theoretischen Fächer beschäftigen sich mit der *Orthologie* des Menschen (→ Adjektiv *ortho-*), d.h. mit der Entwicklung, dem Bau und den Funktionen des gesunden menschlichen Organismus. Beispiele sind:

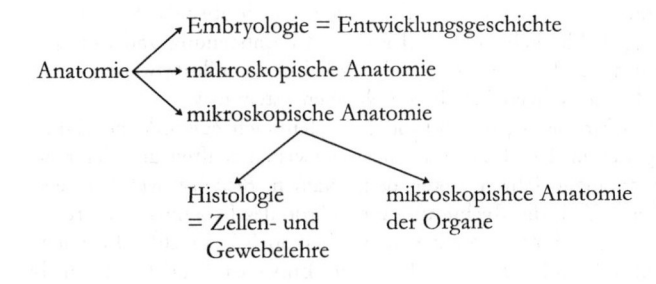

```
                  ↗ Embryologie = Entwicklungsgeschichte
Anatomie ←——→ makroskopische Anatomie
                  ↘ mikroskopische Anatomie
                         ↙           ↘
                    Histologie    mikroskopishce Anatomie
                    = Zellen- und    der Organe
                    Gewebelehre
```

Physiologie und Biochemie.

Die klinischen Fächer sind unterteilt in klinisch-theoretische und klinisch-praktische Fächer und befassen sich mit dem leidenden Menschen, d.h. mit den Störungen der Entwicklung, des Baues und der Funktionen seines Organismus, seiner Psyche und seines Befindens.

In den klinisch-theoretischen Fächern wird hauptsächlich Forschung betrieben, keine Therapie. Klinisch-theoretische Fächer sind u.a.: Pathologie = Pathologische Anatomie; Pathophysiologie; Theoretische Chirurgie; Humangenetik; Mikrobiologie; Pharmakologie; Hygiene; Arbeitsmedizin; Rechtsmedizin; Medizinische Informatik; Epidemiologie.

In den klinisch-praktischen Fächern werden Forschung, Diagnostik und Therapie betrieben. Nach sprachlichen Gesichtspunkten kann man eine Einteilung der klinisch-praktischen Fächer wie folgt vornehmen:

a) nach gestörten Organen/Funktionen bzw. Körperregionen oder -systemen: Ophthalmologie; Oto-Rhino-Laryngologie; Odontologie; Kardiologie; Pulmologie; Thyreologie; Gastroenterologie; Hepatologie; Proktologie; Nephrologie; Urologie; Orthopädie; Dermatologie; Phlebologie; Hämatologie; Reproduktionsmedizin; Allergologie; Endokrinologie; Neurologie; Psychiatrie.

b) nach Krankheits-, Diagnose- und/oder Therapieformen: Rheumatologie; Diabetologie; Infektiologie; Venerologie (Venus = Göttin der Liebe) = Lehre von den Geschlechtskrankheiten; Epileptologie; Radiologie (Röntgenologie); Chirurgie; Balneologie (= Bäderheilkunde); Anästhesiologie; Transfusionsmedizin; Onkologie (gr. *onkos* = die Masse) = Lehre von den (bösartigen) Geschwülsten.

c) nach der Art der Patienten: Pädiatrie; Geriatrie; Gynäkologie; Andrologie; Kinderpsychiatrie, Forensische Psychiatrie (lat. *forensis* = zum Marktplatz gehörig, gerichtlich).

d) nach übergreifenden Gesichtspunkten: Allgemeinmedizin; Psychosomatik.

Das Suffix '-logie' bedeutet 'die Lehre von ...' (→ *logos*). Das Suffix '-iatrie' bedeutet 'die Heilkunde von ...' (→ *iater*). Es sind weder sprachliche noch sachliche Gründe für die Bezeichnung eines klinischen Faches als '-logie' oder '-iatrie' erkennbar.

Das Fach Geschichte der Medizin und die Fächer Medizinsoziologie und Medizinische Psychologie haben u.a. das Wissens- und Handlungssystem Medizin selbst zum Gegenstand, d.h. sie machen Aussagen nicht nur in diesem System, sondern auch über das System, fragen z.B. nach den Bedingungen, Möglichkeiten und Folgen der Entstehung und Entwicklung medizinischer Erkenntnisse, Institutionen und ärztlicher Handlungsweisen, nach ihrem Zusammenhang mit dem jeweiligen Sozial- und Normensystem usw.

Als Reaktion auf die zunehmend menschen- und lebensfeindlich gewordenen Denk-, Forschungs- und Handlungsweisen der Natur- und Ingenieurwissenschaften und der Heilkunde ist in den letzten zwanzig Jahren unter dem Namen *Bioethik* weltweit eine Bewegung entstanden mit dem Ziel, die Rechte und die Würde des Lebendigen zu retten und vor weiteren Übergriffen zu schützen. Sie hat inzwischen auch Deutschland erreicht. In dieser Strömung ist das neue Fach *Ethik in der Medizin* im Entstehen begriffen. Es bleibt zu hoffen, daß es sich sinnvoll entwickelt und von der Technomedizin nicht instrumentalisieren läßt. Indizien sprechen dafür.

10. Bemerkungen zu einigen Grundbegriffen der Medizin

10.1. Begriffe aus der klinisch-theoretischen Medizin

Ätiologie
(gr. aitía =
die Ursache)

'Ursachenlehre', d.h. in der Medizin 'die Lehre von den Krankheitsursachen'. Damit bezeichnet man die Erforschung der Ursachen einer jeweils bestimmten Krankheit und die Gesamtheit der Erkenntnisse darüber. Das Wort wird sehr oft fälschlich zur Benennung der Ursache(n) einer Krankheit verwendet, indem z.b. gesagt wird, 'die Ätiologie von Aids ist das HIV'. Solche Redeweisen sollte man sich nicht angewöhnen.

Pathogenese
(gr. páthos =
das Leiden)
(gr. genesis =
die Entstehung)

'Krankheitsentstehung'. Damit bezeichnet man die zeitlich aufeinanderfolgenden somatischen, psychischen oder psychosomatischen Vorgänge, die, ausgelöst durch die (bekannte oder unbekannte) Ursache der Krankheit, bis zur Manifestation eines klinischen Krankheitsbildes ablaufen. Das entsprechende Adjektiv lautet 'pathogenetisch'. Bei manchen Krankheiten (z.b.: Masern) kennt man eindeutig abgrenzbare pathogenetische Stadien, deren Erkennung im Einzelfall für Behandlung und Vorbeugung von Bedeutung ist. In der neueren Terminologie der Pathologie spricht man statt von 'Ätiologie' und 'Pathogenese' von 'kausaler Pathogenese' und 'formaler Pathogenese'.

Nosologie
(gr. nósos =
die Krankheit)

'Krankheitslehre' oder genauer 'die Lehre von den Krankheitsbildern und ihrer Ordnung in einem System' (nosologische Systematisierung oder Taxonomie). Sie erforscht und beschreibt die Krankheiten und ihre Beziehungen zu Symptomen und Befunden (Symptomatologie), sie verleiht ihnen eine Ordnung nach einem Schema wie z.B.: Infektionskrankheiten, Hormondrüsenkrankheiten usw. Die Nosologie nimmt Bezug auf den Kranken als ein Subjekt, indem sie sich erstens für den lebenden Patienten interessiert und zweitens seine subjektive Befindlichkeit und Symptomatik (wie Schmerzen, Angst u.ä.) als Informationen berücksichtigt. Sie ist eine klinische Subjektwissenschaft.

Pathologie

'Krankheitslehre'. Die Pathologie beschäftigt sich mit den allgemeinen Erscheinungen der Krankheit wie 'Entzündung', sofern sie an morphologischen Substraten (Geweben, Zellen, Zellorganellen, Zellmolekülen) ablaufen, sowie mit den Struktur- und Funktionsstörungen der Organe und des Organismus. Sie abstrahiert von der subjektiven Krankheitserfahrung des Kranken, sie interessiert sich nicht für ihn als Subjekt und Informationsquelle. Sie ist eine biologische Objektwissenschaft.

Epidemiologie
(gr. epi = darauf,
demos = das
Volk)

'Die Lehre von den Epidemien'. Sie untersucht die Krankheit auf der überindividuellen Ebene (der Bevölkerung, Geographie, Geschichte), um die statistische Verteilung der Krankheiten, ihre Entstehung und Folgen, ihre Bedeutung und Vorbeugbarkeit in Abhängigkeit von sozialen, hygienischen, wirtschaftlichen, klimatischen, jahreszeitlichen und anderen Bedingungen sowie von gesundheitspolitischen Maßnahmen festzustellen.

Morbidität (lat. morbidus = krank)
'Erkrankungshäufigkeit' = 'wieviele Menschen eine Krankheit heimsucht'. Das Verhältnis zwischen der Anzahl der Personen, die an einer bestimmten Krankheit erkranken, zu der Gesamtbevölkerung, auf die die Untersuchung sich bezieht. Zum Beispiel: die Morbiditätsrate der Krankheit x in der Bundesrepublik Deutschland im Jahre y beträgt z.

Prävalenz (lat. praevalere = Vorrang haben)
Häufigkeit eines bestimmten Merkmals (Symptom, Krankheit, Armut, Kriminalität, etc.) in einer bestimmten Bevölkerung und einem bestimmten Zeitpunkt (*Punktprävalenz*) oder einer bestimmten Periode (*Periodenprävalenz*). Prävalenz ist formal analog zur Morbidität, inhaltlich jedoch allgemeiner, weil sie sich auf beliebige Merkmale und nicht nur auf Krankheiten bezieht. Sie ist ein Maß für 'Merkmalsträger'.

Inzidenz (lat. incidere = einfallen)
Die relative Anzahl neuer Erkrankungsfälle in einer bestimmten Bevölkerung und einem bestimmten Zeitraum. Die *Inzidenzrate* einer Krankheit ist also ihre Prävalenzänderung in der Zeit. Eine akute Epidemie wie zum Beispiel die Grippe zeichnet sich durch eine hohe Inzidenz aus.

Letalität (lat. letalis = tödlich)
'Tödlichkeit' einer bestimmten Krankheit (z.B. Aids, Herzinfarkt). Damit bezeichnet man den Anteil der tödlich endenden Fälle einer bestimmten Krankheit, gemessen relativ zu der Anzahl der daran Erkrankten.

Mortalität (lat. mortalis = sterblich)
'Sterblichkeit' an einer Krankheit (z.B. Herzinfarkt) in einer Bevölkerung. Darunter versteht man den Anteil der durch eine bestimmte Krankheit verursachten Todesfälle in einem bestimmten Zeitraum, gemessen relativ zu dem Anteil der untersuchten Bevölkerung.

Die *relative* Mortalität dagegen bezeichnet jeweils die Sterblichkeitsrate einer bestimmten Krankheit, gemessen relativ zu der Anzahl *aller* Gestorbenen in einer Bevölkerung.

Keine der genannten epidemiologischen Größen (Morbiditäts-, Letalitäts-, Mortalitäts- und relative Mortalitätsrate) ist konstant. Sie ist abhängig vom Wissensstand sowie von geographischen, historischen, gesundheitspolitischen und soziokulturellen Bedingungen.

10.2. Begriffe aus der klinisch-praktischen Medizin

Im Rahmen der ärztlichen Tätigkeit werden alle medizinisch relevanten Daten, Überlegungen und Maßnahmen, die sich im und aus dem Umgang mit dem Patienten ergeben, schriftlich festgehalten. Diese Dokumentation, die von Ärzten für Ärzte geschrieben wird und deren Inhalt der Schweigepflicht unterliegt, nennt man *Krankengeschichte*. Eine Krankengeschichte ist unterteilt in:

    A. Anamnese   D. Therapie
    B. Status praesens (Befund)   E. Prognose
    C. Diagnose   F. Epikrise.

A. Die *Anamnese* (gr. etwa: Erinnerung bis auf den heutigen Tag) ist die medizinische Vorgeschichte des Patienten. Soweit es sich dabei um Angaben zu seiner Person und Situation handelt, spricht man von *Eigenanamnese*. Diese ist unterteilt in: a) Bericht über früher durchgemachte Krankheiten, b) Beschreibung der jetzigen Beschwerden, die den Patienten zur Konsultation des Arztes veranlaßt haben, und c) Rekonstruktion der Geschichte dieser Beschwerden. Wenn der Arzt diese Angaben nicht vom Patienten selbst erfragt oder erhält, sondern von seinen Angehörigen oder sonstigen Personen – wie es zum Beispiel bei kleinen Kindern und Bewußtlosen geschieht –, spricht man von *Fremdanamnese*. Da manche Krankheiten sich in Familien häufen, entweder weil sie selbst oder die Bereitschaft dazu erblich sind oder weil diese Krankheiten ihre Ursachen bzw. Teilursachen in bestimmten familiären Lebensgewohnheiten oder Kommunikationsstilen haben, fragt der Arzt auch nach Krankheiten und Verhalten der Familienangehörigen des Patienten. Dieser Teil der Anamnese wird als *Familienanamnese* bezeichnet. Angaben zur Arbeitswelt des Patienten gehören in die *Berufsanamnese*, solche zur sozialen Umwelt und Karriere in die *Sozialanamnese*.

B. Nachdem der Arzt Daten zur Anamnese erfragt hat, untersucht er den gegenwärtigen Zustand *(= Status praesens)* des Patienten. Man sagt auch: der Arzt 'erhebt' den jetzigen *Befund*. Das tut er mit Hilfe seiner fünf Sinne und seiner Kombinationsgabe. Einige einfache Hilfsmittel (Mundspatel, Lampe, Augen- und Ohrenspiegel, Stethoskop, Reflexhammer, Interview) erlauben dabei eine verfeinerte bzw. erweiterte Wahrnehmung. Tradierte Untersuchungsmethoden physikalischer Art sind zum Beispiel:

    Inspektion   = Betrachten der Körperoberfläche und der zugänglichen Körperhöhlen,
    Palpation   = Betasten der Körperoberfläche und der zugänglichen Körperhöhlen,
    Perkussion   = Abklopfen der Körperoberfläche zur Erzeugung und Beurteilung von
                          typischen Schallphänomenen (z.B. über der Lunge),
    Auskultation = Abhören von im Körper entstehenden Schallphänomenenen (z.B. von
                          Herztönen und Darmgeräuschen).

C. Ebenso wie die Anamnese, liefert der erhobene Befund Daten, mit deren Hilfe der Arzt eine *Diagnose* stellen kann. Weitere Daten zur Diagnosestellung erbringen insbesondere Laboruntersuchungen, Röntgenuntersuchungen, psychodiagnostische Tests (wie zum Beispiel Intelligenztests, Persönlichkeitstests etc.). Unter *Diagnose* (gr. = 'unterscheidende Beurteilung', 'durch und durch erkennen') versteht man traditionell die Angabe der *Ursachen* des Unwohlseins des Patienten, was man auch fälschlich als Krankheitserkennung bezeichnet. Sie besteht darin, daß man durch eine *Aussage* dem Patienten bestimmte Krankheiten oder Normabweichungen (wie 'Cholesterinerhöhung') zu- oder abspricht (positive Diagnose, negative Diagnose) wie zum Beispiel:

Der Patient hat Pneumonie	(Krankheitsdiagnose, positiv)
er hat keine Hepatitis	(Krankheitsdiagnose, negativ)
er hat eine leichte Cholesterinerhöhung	(Abnormitätsdiagnose, positiv).

Die Prozedur der Diagnosesuche heißt *Diagnostik*. Ein wesentlicher Teil davon ist *Differentialdiagnostik*: der Arzt muß die Beschwerden des Patienten und die Symptome (gr. = 'Zusammenfall', Krankheitszeichen) und Befunde genau betrachten, *alle* Krankheiten und Störungen, die bei diesen vorliegenden Daten als ursächlich relevant in Frage kommen, abwägen und schließlich mit Hilfe des von ihm akzeptierten medizinischen Wissens sowie ggf. durch weiterführende diagnostische Maßnahmen die Schlußdiagnose soweit wie möglich rational begründbar einengen. Nicht immer erreicht er schließlich eine kategorische Diagnose ('der Patient hat X und hat nicht Y'). Oft genug muß er sich mit Wahrscheinlichkeitsdiagnosen und Unsicherheiten anderer Art begnügen ('der Patient hat wahrscheinlich X und vielleicht Y'). *Dieser* Prozeß des differentialdiagnostischen Abwägens und Argumentierens ist noch nicht verwissenschaftlicht worden. Drum wird er seit der Antike bis zum heutigen Tage gern als eine 'Kunst' bezeichnet, ohne daß Klarheit darüber besteht, was damit gemeint ist und welche Folgen aus dieser Verwässerung erwachsen.

D. Der Zweck von Anamnese, Befund und Diagnose ist in der Regel die *Therapie* (gr. = Pflege, Bedienung, Heilung). Man unterscheidet grundsätzlich zwei Therapieformen: *operative* (chirurgische) Therapie, durch die man oberhalb der Molekularebene in das Gefüge des Körpergewebes eingreift, und *konservative* Therapie (lat. conservare = bewahren, unversehrt lassen), von der wir heute wohl wissen, daß auch sie in das Gefüge des Körpers eingreift, nämlich auf der funktionalen, molekularen oder/und submolekularen Ebene. Zur konservativen Therapie gehören Diät, Bäder, nichtoperative Anwendung von Strahlen, Physiotherapie und Bewegungsübungen, Medikamente etc. Letztere können in verschiedener Form (als Tabletten, Dragees, Tropfen, Zäpfchen, Injektionen, Salben etc.) auf verschiedene Weisen appliziert werden (applicare = heranbringen, anwenden):

a. enteral = durch den Magen-Darm-Kanal

   z.B. per os bzw. oral = durch den Mund,
        per anum bzw. anal = durch den After = rektal

b. parenteral = unter Umgehung des Magen-Darm-Kanals

   z.B. intramuskulär = in den Muskel,
        intravenös = in die Vene,
        intraarteriell = in die Arterie,
        subkutan = unter die Haut,
        intrakutan = in die Haut,
        perkutan = durch die Haut (einreiben),
        sublingual = unter die Zunge,
        Inhalation = durch Einatmen (lat. inhalare = hauchen).

Ist der Arzt in der Lage, Maßnahmen zu ergreifen, die sich gegen die Ursache(n) der Krankheit richten, spricht man von *kausaler* Therapie (lat. causa = die Ursache). Beispielsweise ist bei Magengeschwür die Eradikation des dort befindlichen Erregers Helicobacter pylori durch Antibiotika eine Kausaltherapie. Wenn eine Kausaltherapie nicht möglich ist, entweder weil die Ursache(n) der Krankheit oder wirksame Maßnahmen gegen sie nicht bekannt sind oder der Allgemeinzustand des Patienten eine Kausaltherapie nicht zuläßt, betreibt der Arzt *symptomatische* Therapie, die sich nur gegen die Symptome richtet, um sie zu beseitigen, abzuschwächen oder zu lindern. Die meisten Therapien in der Medizin gehören zu dieser Kategorie, so zum Beispiel eine Behandlung durch Antiarrhythmika oder Psychopharmaka. Eine symptomatische Therapie, die ein Symptom nur zudeckt, wird *palliative* Therapie genannt (lat. pallium = Mantel, Bettdecke). Ein Beispiel hierfür ist die Verordnung von Diuretika (= harntreibenden Mitteln) bei Vorliegen eines Aszites (→ ascites) aufgrund einer Leberzirrhose (= Leberschrumpfung) (konservative Therapie) oder das Anlegen eines Anus praeternaturalis bei inoperablem Rektumkarzinom (chirurgische Therapie).

E. Es entspricht dem Bedürfnis des Patienten und seiner Angehörigen, vom Arzt Angaben über Verlauf, Dauer und Ausgang seiner Erkrankung zu erhalten. Auch die Krankenkasse oder der Arbeitgeber wünscht vom Arzt eine gutachterliche Äußerung über die voraussichtliche Dauer der Arbeitsunfähigkeit des Patienten. Eine solche Voraussage nennt man *Prognose* (gr. = 'Vorhererkenntnis'). Man unterscheidet:

Prognosis quoad vitam (das Leben überhaupt betreffend),
Prognosis quoad sanationem (die Heilung betreffend),
Prognosis quoad restitutionem (die Wiederherstellung der Funktionstüchtigkeit eines Körperteils betreffend).

Die Prognose quoad vitam hinsichtlich einer bestimmten Krankheit ist *gut*, wenn erfahrungsgemäß alle oder fast alle davon betroffenen Personen am Leben bleiben, *günstig*, wenn deutlich mehr als die Hälfte am Leben bleibt. Wenn die Statistik zeigt, daß ungefähr die Hälfte aller an einer bestimmten Krankheit leidenden Personen am Leben bleiben, ist die Prognose quoad vitam *zweifelhaft*. *Ungünstig* ist die Prognose, wenn deutlich weniger als die Hälfte der Betroffenen am Leben bleibt. Wenn erfahrungsgemäß keine der von einer bestimmten Krankheit betroffenen Personen am Leben bleibt, ist die Prognose quoad vitam *infaust* (= hoffnungslos)(lat. faustus, a, um = günstig):

gut ≈ 100%
günstig > 50%
zweifelhaft ≈ 50%
ungünstig < 50%
infaust ≈ 0%.

Entsprechendes gilt für Prognosen quoad sanationem und quoad restitutionem. Einige Beispiele mögen zur Erläuterung dienen:
a. Eine Hepatitis hat bei unkompliziertem Verlauf eine günstige Prognose quoad vitam, sanationem und restitutionem. Geht sie jedoch in ein chronisches Stadium über, so wird die Prognose quoad restitutionem ungünstig, da die Wahrscheinlichkeit einer Leberzirrhose mit fortschreitender Funktionseinbuße der Leber steigt. Dadurch wird – da die Leber ein

lebenswichtiges Organ ist – auch die Prognose quoad sanationem und schließlich im Laufe der Zeit die Prognose quoad vitam ungünstig.

b. Die Einnahme einer bestimmten Menge Tetrachlorkohlenstoff führt zur Zerstörung der Leber insgesamt, zur sog. akuten gelben Leberatrophie, und damit zum Tod im Leberkoma. Hierbei ist die Prognose quoad vitam infaust.

c. Die Einnahme einer nicht zu großen Menge von Methylalkohol führt zur Erblindung, da dieses Gift selektiv den Nervus opticus schädigt. Die Prognose quoad vitam et sanationem ist günstig, quoad restitutionem jedoch infaust.

Die prognostischen Grobraster (gut, günstig, zweifelhaft, ungünstig, infaust) sind in der Medizin fest verankerte Begriffe aus früheren Zeiten; ebenso die Ansicht, daß die Prognose lediglich der Information des Patienten, der Krankenkasse oder des Arbeitgebers diene. Man beachte jedoch, daß die Prognose als eine bis ins Detail formulierbare Annahme über den künftigen Verlauf der pathologischen Prozesse im Patienten eine nicht weniger wichtige Basis für die Therapie darstellt als die Diagnose. Beispiel: wenn man weiß, daß ein pathologischer Prozeß auch ohne den Eingriff des Arztes bald schadlos verschwinden wird, dann ist jede Therapie überflüssig. Die therapeutische Entscheidung basiert also in der Regel auf der Diagnose *und* Prognose.

F. Am Schluß der Krankengeschichte steht die *Epikrise* (lat. crisis = Entscheidung, Wende. → *epi-*). Sie ist eine abschließende Zusammenfasssung, wobei der Arzt unter Berücksichtigung aller Daten, Überlegungen und Maßnahmen hinsichtlich der Diagnose, Therapie und Prognose den Kasus (lat. = Fall) je nach Fragestellung noch einmal summarisch beurteilt. Aufgrund der Epikrise kann er allgemeine Verhaltens- und Handlungsanweisungen geben.

Anhang

In den folgenden Kapiteln 11-13 werden wichtige und immer wiederkehrende Termini der anatomischen Nomenklatur, der Pathophysiologie und der Klinik mit ihren Bedeutungen alphabetisch aufgelistet. Einer Hälfte von ihnen sind wir bereits in den vorangehenden Kapiteln begegnet. Die andere Hälfte ist neu. Dieser Anhang endet mit einem alphabetischen Stichwortverzeichnis für das gesamte Buch in Kapitel 14.

11. Deskriptive Bezeichnungen der anatomischen Nomenklatur für Formen, Strukturen und Bewegungen

Da die Anatomie hauptsächlich Morphologie, d.h. die Lehre von Form und Gestalt ist, enthält ihr Vokabular naturgemäß viele Namen für Formen, Strukturen und Bewegungen, von denen die wichtigsten nachstehend aufgeführt werden.

11.1. Vorsprünge, Erhabenheiten, Kanten, Leisten

apex, icis m.	= die Spitze	ora, ae f.	= der Saum
calcar, aris n.	= der Sporn	papilla, ae f.	= die Warze
capitulum, i n.	= das Köpfchen	pecten, inis m.	= der Kamm, Grat
caput, itis n.	= der Kopf	plica, ae f.	= die Falte
clivus, i m.	= der Abhang	processus, us m.	= der Vorsprung, Fortsatz
colliculus, i m.	= der kleine Hügel		
condylus, i m.	= der Gelenkknorren	prominentia, ae f.	= der Vorsprung
cornu, us n.	= das Horn	promontorium, i n.	= das Vorgebirge, der vorspringende Teil
crista, ae f.	= die Leiste, Kante		
cumulus, i m.	= der Haufen		
eminentia, ae f.	= der Vorsprung	rostrum, i n.	= der Schnabel
epicondylus, i m.	= der Vorsprung am Gelenkknochen	spina, ae f.	= der Dorn
		splenium, i n.	= der Wulst
hamulus, i m.	= der kleine Haken	stylus, i m.	= der Griffel
hamus, i m.	= der Haken	trochanter, eris m.	= der Rollhügel
labium, i n.	= die Lippe, der Rand	trochlea, ae f.	= die Gelenkrolle
labrum, i n.	= die Lippe, der Rand	tuber, eris n.	= der Höcker
linea, ae f.	= die Linie	tuberculum, i n.	= das Höckerchen
malleolus, i m.	= das Hämmerchen, der Knöchel	tuberositas, atis f.	= die rauhe Erhabenheit
margo, ginis m./f.	= der Rand	uncus, i m.	= der Haken

11.2. Einsenkungen, Einschnitte, Gänge, Öffnungen, Verbindungen

acetabulum, i n.	= die Essigschale, Hüftgelenkspfanne	caverna, ae f.	= die Höhle
		cavitas, atis f.	= die Höhlung
alveolus, i m.	= die Mulde, das Bläschen, die Zahntasche	cavum, i n.	= die Höhle
		choana, ae f.	= der Trichter, die hintere Nsenöffnung
antrum, i n.	= die Höhle		
apertura, ae f.	= die Öffnung	commissura, ae f.	= die Verbindung
calix, icis m.	= der Kelch	ductus, us m.	= der Gang

excavatio, onis f.	= die Aushöhlung	porus, i m.	= die (kleine) Öffnung
fissura, ae f.	= die Spalte, Fissur	recessus, us m.	= die Ausbuchtung, Nische
folliculus, i m.	= die Hülse, das Säckchen	rima, ae f.	= die Spalte, Ritze
foramen, minis n.	= das Loch	sacculus, i m.	= das Säckchen
fossa, ae f.	= der Graben	sinus, us m.	= die Bucht, der Hohlraum
fovea, ae f.	= die Grube		
haustrum, i n.	= die Ausbuchtung	sulcus, i m.	= die Furche, Rinne
hiatus, us m.	= der Schlitz, Spalt	sutura, ae f.	= die Knochenhaut
hilus, i m.	= die Einbuchtung, Vertiefung	syndesmosis, is f.	= die Verbindung = ('Zusammen- bindung')
incisura, ae f.	= der Einschnitt		
infundibulum, i n.	= der Trichter	tuba, ae f.	= die Röhre, Trompete
isthmus, i m.	= die Verengung, schmale Ver- bindung	tubulus, i m.	= die kleine Röhre, der Kanal
lacuna, ae f.	= die Lücke, Vertiefung	uter, tris m.	= der Schlauch
		utriculus, i m.	= der kleine Schlauch
lumen, minis n.	= die Lichtung		
meatus, us m.	= der Gang	venter, tris m.	= der Bauch
orificium, i n.	= die Öffnung, Mündung	ventriculus, i m.	= der kleine Bauch, die Kammer, der Magen
ostium, i n.	= die Mündung		

11.3. Gegenden, Seiten, Flächen

area, ae f.	= der Bezirk	macula, ae f.	= der Fleck
basis, is f.	= die Grundfläche	paries,ietis m.	= die Wand
cortex, icis m.	= die Außenschicht, Rinde	regio, onis f.	= die Gegend, der Bezirk
facies, iei f.	= das Gesicht, die Ansicht, Fläche	septum, i n.	= die Scheidewand,
		spatium, i n.	= der Raum, Zwischenraum
fascia, ae f.	= die Bindegewebs- hülle des Muskels	stratum, i n.	= die Zellschicht
fundus, i m.	= der Grund, Boden	tela, ae f.	= die Gewebsschicht, das Gewebe
insula, ae f.	= die Insel		
lamina, ae f.	= die Gewebsschicht, Platte	tunica, ae f.	= die Hülle, Gewebsschicht
latus, eris n.	= die Seite		

11.4. Umschriebene Bezirke, Strukturen, Formen

angulus, i m.	= der Winkel	circumferentia, ae f.	= der Umfang
anulus, i m.	= der kleine Ring	columna, ae f.	= die Säule
arcus, us m.	= der Bogen	conus, i m.	= der Kegel
axon, i n.	= der Achsenzylinder	corona, ae f.	= der Kranz
bifurcatio, onis f.	= die Gabelung	cubus, i m.	= der Würfel
callus, i m.	= die Schwiele	curvatura, ae f.	= die Krümmung
capsula, ae f.	= die Kapsel	decussatio, onis f.	= die Kreuzung
chiasma, matis n.	= die Kreuzung	discus, i m.	= die Scheibe
chorda, ae f.	= die Saite, der Strang	fasciculus, i m.	= das Bündel, Faserbündel
circulus, i m.	= der kleine Kreis		

fibra, ae f.	= die Faser	ligamentum, i n.	= das Band
fibrilla, ae f.	= das Fäserchen	lobulus, i m.	= der kleine Lappen
filum, i n.	= der Faden	lobus, i m.	= der Lappen
fimbria, ae f.	= die Franse	nodulus, i m.	= das Knötchen
flexura, ae f.	= die Biegung	nodus, i m.	= der Knoten
folium, i n.	= das Blatt	pars, partis f.	= der Teil
formatio, onis f.	= die Formung, das Gebilde	pedunculus, i m.	= der Stiel, der kleine Fuß
fornix, icis m.	= das Gewölbe	plexus, us m.	= das Geflecht
frenulum, i n.	= das Bändchen, der Zügel	portio, onis f.	= der Anteil
		putamen, minis n.	= die Hülse, Schale
funiculus, i m.	= der Strang	ramus, i m.	= der Ast, Zweig
geniculum, i n.	= das kleine Knie, die Biegung	rete, is n.	= das Netz
		squama, ae f.	= die Schuppe
globus, i m.	= die Kugel	stria, ae f.	= der Streifen
glomerulum, i n.	= das/der Knäuel	taenia, ae f.	= das Band, der Streifen
glomus, eris n.	= der Knoten, das/der Knäuel	trabecula, ae f.	= das Bälkchen
granum, i n.	= das Korn	tractus, us m.	= der Strang, Faserzug
granulum, i n.	= das Körnchen		
gyrus, i m.	= die Windung	trigonum, i n.	= das Dreieck
helix, icis f.	= die Windung	truncus, i m.	= der Stamm
hemispherium, i n.	= die Halbkugel	valva, ae f.	= die Klappe
lemniscus, i m.	= die Schlinge, Faserbahn	valvula, ae f.	= die kleine Klappe
		villus, i m.	= die Zotte

11.5. Deskriptive Bezeichnungen für Formähnlichkeit mit konkreten Gegenständen

ala, ae f.	= der Flügel	mitra, ae f.	= die zweizipflige (Bischofs-) Mütze
acinus, i m.	= die Beere		
bulbus, i m.	= die Zwiebel	navicula, ae f.	= der Kahn
cochlea, ae f.	= die Muschel	pons, ntis m.	= die Brücke
cuspis, idis f.	= der Zipfel, Spieß	pterygium, i n.	= der Flügel
falx, falcis f.	= die Sichel	scala, ae f.	= die Teppe
forceps, cipis f.	= die Zange	scapha, ae f.	= der Kahn
galea, ae f.	= der Helm, die Kopfschwarte	sella, ae f.	= der Sessel, Sattel
		serra, ae f.	= die Säge
iugulum, i n.	= das kleine Joch	tentorium, i n.	= das Zelt
lunula, ae f.	= der kleine Mond (Halbmond)	tympanum, i n.	= die Pauke
		uvula, ae f.	= die kleine Traube, das Zäpfchen
meniscus, i m.	= der kleine Mond, Scheibchen		
		velum, i n.	= das Segel

11.6. Bezeichnungen für Gelenk- und Muskelbewegungen

abductio	–	abductor	= die Abspreizung, Wegführung - der Spreizmuskel
adductio	–	adductor	= das Heranziehen, die Heranführung
dilatatio	–	dilatator	= die Erweiterung - der Erweiterer
tensio	–	tensor	= die Spannung - der Spanner, Spannmuskel
flexio	–	flexor	= die Beugung - der Beuger, Beugemuskel

extensio	– extensor	= die Streckung - der Strecker, Streckmuskel
pronatio	– pronator	= die Bewegung, bei der der Handrücken bzw. der laterale Fußrand nach oben gedreht wird
supinatio	– supinator	= die Bewegung, bei der der Handrücken bzw. der laterale Fußrand nach unten gedreht wird
rotatio	– rotator	= die Kreiselung, Drehung um die Längsachse
circumductio		= die Herumführung auf einem Kreis um die Körperlängsachse
	arrector	= der Aufrichter
	constrictor	= der Zusammenschnürer

12. Auswahl lateinischer und latinisierter griechischer Substantive

In diese Liste wurden nur solche Substantive aufgenommen, die als selbständige Begriffe zumindest in ihrer Nominativform vorkommen. Es handelt sich dabei vorwiegend um Termini aus der anatomischen Nomenklatur, die die größeren Organe bezeichnen, und ferner um klinische Ausdrücke. Substantive, die nur in zusammengesetzten Begriffen vorkommen, wurden im Verzeichnis der lateinischen und griechischen Grundwörter abgehandelt (§8.5).

12.1. Anatomische Begriffe

A

abdomen, minis n.	= der Bauch
acromion, i n.	= die Schulterhöhe
adhaesio, onis f.	= das Anhaften
adnexum, i n.	= das Anhangsgebilde
aneurysma, matis n.	= die Aussackung einer Arterie
angina, ae f.	= die Enge
aorta, ae f.	= die Hauptschlagader
appendix, icis f.	= das Anhängsel
arteria, ae f.	= die Pulsschlagader
articulatio, onis f.	= das Gelenk
atresia, ae f.	= der Verschluß einer Öffnung
atrium, i n.	= der Vorhof
auditus, us m.	= das Gehör
auris, is f.	= das Ohr
axilla, ae f.	= die Achselhöhle
axis, is m.	= die Achse; der 2. Halswirbel

B

bilis, is f.	= die Galle
brachium, i n.	= der Arm
bronchus, i m.	= der Luftröhrenast
bucca, ae f.	= die Wange
bulbus, i m.	= die Zwiebel
bursa, ae f.	= der Schleimbeutel

C

calcaneus, i m.	= das Fersenbein
canalis, is m.	= der Kanal
caput, itis n.	= der Kopf
cardia, ae f.	= das Herz, der Magenmund
carotis, idis f.	= die Halsschlagader
carpus, i m.	= die Handwurzel
cartilago, ginis f.	= der Knorpel
cauda, ae f.	= der Schwanz
cerebellum, i n.	= das Kleinhirn
cerebrum, i n.	= das Gehirn
cervix, icis f.	= der Nacken, Hals
chiasma, matis n.	= die Kreuzung
chorion, i n.	= die Eihaut
cilium, i n.	= die Wimper
clavicula, ae f.	= das Schlüsselbein
clunis, is f. Pl. clunes, clunium	= die Gesäßbacke, das Gesäß
collum, i n.	= der Hals
colon, i n.	= der Dickdarm
cor, cordis n.	= das Herz
corium, i n.	= die Lederhaut
cornea, ae f.	= die Hornhaut des Auges

corpus, oris n.	= der Körper	hepar, atis n.	= die Leber
cortex, icis m.	= die Rinde	humerus, i m.	= der Oberarm (-knochen)
costa, ae f.	= die Rippe		
coxa, ae f.	= die Hüfte		
cranium, i n.	= der Schädel	**I**	
cremaster, eris m.	= der Aufhänger, (Muskel, der den Hoden anhebt)	ieiunum, i n.	= der Leerdarm
		ile, ilis n.	= der Unterleib,
crus, cruris n.	= der Schenkel	Pl. ilia, ilium	= die Weichen (Region zwischen Rippenbogen und Darmbeinkamm)
cubitus, i m.	= der Ellenbogen		
cutis, is f.	= die Haut		
		ileum, i n.	= der Krummdarm
D		index, icis m.	= der Zeigefinger
dens, ntis m.	= der Zahn	inguen, guinis n.	= die Leistengegend
diaphragma, matis n.	= das Zwerchfell	insertio, onis f.	= der Ansatz
digitus, i m.	= der Finger	iris, iridis f.	= die Regenbogenhaut
diverticulum, i n.	= die Ausstülpung	ischium, i n.	= die Hüfte, das Gesäß
dorsum, i n.	= der Rücken		
duodenum, i n.	= der Zwölf- fingerdarm	**L**	
		larynx, ngis m.	= der Kehlkopf
E		latus, eris n.	= die Seite
		lens, ntis f.	= die Linse
epididymis, midis f.	= der Nebenhoden	locus, i m.	= der Ort, die Stelle
extremitas, atis f.	= die Gliedmaße	lumbus, i m.	= die Lende
F		**M**	
facies, iei f.	= das Gesicht	mamilla, ae f.	= die Brustwarze
fascia, ae f.	= die Binde, Bindegewebshülle	mandibula, ae f.	= der Unterkiefer
		manus, us f.	= die Hand
fauces, faucium f.	= der Schlund (nur Plural)	margo, inis m./f.	= der Rand
		masseter, eris m.	= der Kaumuskel
fel, fellis n.	= die Galle	maxilla, ae f.	= der Oberkiefer
femur, oris n.	= der Oberschenkel (-knochen)	mediastinum, i n.	= das Mittelfell (der Raum zwischen den beiden Lungen)
fetus, us m.	= die Leibesfrucht		
fibula, ae f.	= das Wadenbein		
fornix, icis m.	= der Gewölbebogen	meninx, ngis f.	= die Hirnhaut
frons, ntis, f.	= die Stirn	mentum, i n.	= das Kinn
		musculus, i m.	= der Muskel (Mäuslein)
G			
ganglion, i n.	= der Knoten	**N**	
genu, us n.	= das Knie		
gingiva, ae f.	= das Zahnfleisch	naris, is f.	= das Nasenloch
glans, ndis f.	= die Eichel	Pl. nares, narium	= die Nase
glia, ae f.	= der Leim, die Bindesubstanz	nasus, i m.	= die Nase
		natis, is f.	= die Gesäßbacke
glottis, idis f.	= der Stimmapparat	Pl. nates, natium	= das Gesäß
		nervus, i m.	= der Nerv
H		nodus, i m.	= der Knoten
		nucha, ae f.	= der Nacken
hallux, ucis m.	= die Großzehe	nucleus, i m.	= der Kern

O

oculus, i m.	= das Auge
(o)esophagus, i m.	= die Speiseröhre
olecranon, i n.	= der Ellenbogenhöcker
omentum, i n.	= das Netz
orbita, ae f.	= die Augenhöhle
origo, ginis f.	= der Ursprung
os, oris n.	= der Mund
os, ossis n.	= der Knochen

P

palatum, i n.	= der Gaumen
pallium, i n.	= der (Hirn-) Mantel
palma, ae f.	= die Handfläche
pancreas, atis n.	= Bauchspeicheldrüse
paries, ietis m.	= die Wand
parotis, idis f.	= Ohrspeicheldrüse
pars, partis f.	= der Teil
patella, ae f.	= die Kniescheibe
pectus, oris n.	= der Brustkorb
pelvis, is f.	= das Becken
penis, is m.	= das männliche Glied
perineum, i n.	= der Damm
peritoneum, i n.	= das Bauchfell
pes, pedis, m.	= der Fuß
phalanx, ngis f.	= das Finger- bzw. Zehenglied
pharynx, ngis m.	= der Rachen
pigmentum, i n.	= der Farbstoff
pilus, i m.	= das einzelne Haar
placenta, ae f.	= der Mutterkuchen
planta, ae f.	= die Fußsohle (Pflanze)
plasma, matis n.	= das Geformte
pleura, ae f.	= das Brustfell
plexus, us m.	= das Geflecht
pollex, icis m.	= der Daumen
poples, itis m.	= die Kniekehle
porta, ae f.	= die Pforte
portio, onis f.	= der Anteil
pubes, is f.	= die Schamgegend
pulmo, onis m.	= die Lunge
pulpa, ae f.	= das (Zahn-) Mark
pylorus, i m.	= der Magenausgang

R

radius, i m.	= die Speiche (der Strahl)
radix, icis f.	= die Wurzel
raphe, ae f.	= die Naht
rectum, i n.	= der Mastdarm
ren, renis m.	= die Niere
rete, is n.	= das Netz
retina, ae f.	= die Netzhaut

S

scapula, ae f.	= das Schulterblatt
scrotum, i n.	= der Hodensack
situs, us m.	= die Lage
sphincter, eris m.	= der Schließmuskel
spina, ae f.	= der Dorn, die Wirbelsäule
splen, splenis m.	= die Milz
stapes, edis m.	= der Steigbügel
sternum, i n.	= das Brustbein
stroma, matis n.	= das Grundgewebe
superficies, iei f.	= die Oberfläche
sura, ae f.	= die Wade
synovia, ae f.	= die Gelenkschmiere

T

talus, i m.	= das Sprungbein
tarsus, i m.	= die Fußwurzel
tempus, oris n.	= die Zeit
Pl. tempora, -orum	= die Schläfen
testis, is m.	= der Hoden
theca, ae f.	= die Hülle
thenar, aris n.	= der Daumenballen
thorax, acis m.	= der Brustkorb
tibia, ae f.	= das Schienbein
tonsilla, ae f.	= die Mandel
trachea, ae f.	= die Luftröhre

U

ulna, ae f.	= die Elle
umbilicus, i m.	= der Nabel
unguis, is m.	= der Finger- bzw. Zehennagel
ureter, eris m.	= der Harnleiter
urethra, ae f.	= die Harnröhre
uterus, i m.	= die Gebärmutter

V

vas, vasis, n.	= das Gefäß
vasculum, i n.	= das kleine Gefäß
vena, ae f.	= die Blutader
venter, tris m.	= der Bauch
vestibulum, i n.	= der Vorhof
vola, ae f.	= die Handfläche
vomer, eris m.	= das Pflugscharbein
vulva, ae f.	= das äußere weibliche Genitale

12.2. Klinische Begriffe

A

ablatio, onis f.	= die Abtragung
abortus, us m.	= die Fehlgeburt
abrasio, onis f.	= die Abschabung
abusus, us m.	= der Mißbrauch
acidum, i n.	= die Säure
albumen, minis n.	= das Eiweiß
ascites, ae m.	= die Bauchwassersucht
auscultatio, onis f.	= das Abhören

B

bacillus, i m.	= das Stäbchen
bacterium, i n.	= das Stäbchen
balneum, i n.	= das Bad

C

caries, iei f.	= der Knochenfraß
casus, us m.	= der Fall, Krankheitsfall
causa, ae f.	= die Ursache
cerumen, minis n.	= das Ohrenschmalz
clonus, i m.	= der Zuckungskrampf
coagulum, i n.	= das Blutgerinnsel
coma, matis n.	= der tiefe Schlaf
commotio, onis f.	= die Erschütterung
contusio, onis f.	= die Prellung
crepitatio, onis f.	= das Knistern

D

debilitas, tatis f.	= die Schwäche
decubitus, us m.	= das Wundliegen
delirium, i n.	= die Geistesverwirrung
diabetes, ae m.	= die Harnruhr

E

emesis, is f.	= das Erbrechen
epistaxis, is f.	= das Nasenbluten
erosio, onis f.	= die Abnagung
exanthema, matis n.	= der Hautausschlag
exitus, us m.	= der Ausgang
exitus letalis	= der Tod

F

febris, is f.	= das Fieber
fluor, oris m.	= der Ausfluß
focus, i m.	= der Herd
foetor, oris m.	= der üble Geruch
fractura, ae f.	= der Knochenbruch
fungus, i m.	= der Pilz

G

gangraena, ae f.	= der Brand, die Gangrän
genus, eris n.	= das Geschlecht

H

hernia, ae f.	= Eingeweidebruch

I

icterus, i m.	= die Gelbsucht
ileus, i m.	= der Darmverschluß
interruptio, onis f.	= die Unterbrechung

L

laesio, onis f.	= die Verletzung
luxatio, onis f.	= die Verrenkung

M

medicamentum, i n.	= das Arzneimittel
mensis, is m.	= der Monat
mictio, onis f.	= das Harnlassen
morbus, i m.	= die Krankheit

N

naevus, i m.	= das Muttermal
nausea, ae f.	= die Übelkeit
noxa, ae f.	= der Schadstoff

O

occlusio, onis f.	= der Verschluß
(o)edema, matis n.	= die Wasseransammlung im Gewebe

P

palpatio, onis f.	= die diagnostische Abtastung
percussio, onis f.	= die Erschütterung

pharmacon, i n.	= das Arzneimittel	**T**	
plethora, ae f.	= die Überfülle		
pulsus, us m.	= der Puls	tabes, is f.	= die Auszehrung
pus, puris n.	= der Eiter	tactus, us m.	= die Berührung
		tenesmus, i m.	= der dauernde Stuhl- und Harndrang
R		thrombus, i m.	= das Blutgerinnsel
remedium, i n.	= das Heilmittel	trauma, matis n.	= die Verletzung
retentio, onis f.	= die Zurückhaltung	tremor, oris m.	= das Zittern
rigor, oris m.	= die Starre	tumor, oris m.	= die Schwellung
risus, us m.	= das Lachen	turgor, oris m.	= der Flüssigkeits- druck im Gewebe
rubor, oris m.	= die Rötung	tussis, is f.	= der Husten
S		**U**	
sanatio, onis f.	= die Heilung		
sectio, onis f.	= der Schnitt	ulcus, eris n.	= das Geschwür
sepsis, is f.	= die Fäulnis	urtica, ae f.	= die Quaddel
signum, i n.	= das Zeichen		
singultus, us m.	= der Schluckauf		
somnus, i m.	= der Schlaf	**V**	
spasmus, i m.	= der Krampf		
speculum, i n.	= der Spiegel	varix, icis f.	= die Krampfader
sputum, i n.	= der Auswurf	venenum, i n.	= das Gift
status, us m.	= der Zustand	vermis, is m.	= der Wurm
strabismus, i m.	= das Schielen	versio, onis f.	= die Wendung
stridor, oris m.	= das Zischen, Pfeifen	virus, i n.	= das Gift, Virus
		vitium, i n.	= der Fehler
struma, ae f.	= der Kropf	volvulus, i m.	= die Verschlingung
stupor, oris m.	= die Reglosigkeit	vomitus, us m.	= das Erbrechen
suicidum, i n.	= der Selbstmord	vulnus, eris n.	= die Wunde

12.3. Funktionsbegriffe der Physiologie

auditus, us m.	= das Gehör	miosis, is f.	= Pupillenverengung
chylus, i m.	= die Darmlymphe	mydriasis, is f.	= Pupillenerweiterung
chymus, i m.	= der Speisebrei (im Magen)	olfactus, us m.	= der Geruchssinn
		paralysis, is f.	= die Lähmung
coagulatio, onis f.	= die Gerinnung	partus, us m.	= die Geburt
conceptio, onis f.	= die Empfängnis	pubertas, atis f.	= die Geschlechtsreife
digestio, onis f.	= die Verdauung	saliva, ae f.	= der Speichel
dolor, oris m.	= der Schmerz	sanguis, guinis m.	= das Blut
functio, onis f.	= die Leistung	sanitas, atis f.	= die Gesundheit
gestatio, onis f.	= die Schwangerschaft	senium, i n.	= das Alter
graviditas, atis f.	= die Schwangerschaft	sensus, us m.	= der Sinn, die Sinnes- empfindung
humor, oris m.	= die Flüssigkeit		
lactatio, onis n.	= Milchsekretion	serum, i n.	= die Molke
liquor, oris m.	= die Flüssigkeit	sexus, us m.	= das Geschlecht
lympha, ae f.	= die klare Flüssigkeit	species, iei f.	= die Art
matrix, icis f.	= die Mutter, Erzeugerin	tonus, i m.	= der Druck
		torsio, onis f.	= die Drehung
mens, ntis f.	= der Geist, Verstand	visus, us m.	= der Gesichtssinn

13. Auswahl wichtiger lateinischer Adjektive

A

abducens	= wegziehend
accessorius	= hinzukommend
acer, acris, acre	= rauh, scharf, stechend
acidus	= sauer
acuminatus	= zugespitzt
acutus	= heftig
adducens	= heranziehend
adiuvans	= helfend, unterstützend
adstringens	= zusammenziehend
afferens	= zuführend
agitans	= schüttelnd
altus	= hoch, tief
aquosus	= wäßrig
ascendens	= aufsteigend

B

benignus	= gutartig
blandus	= mild, reizlos
bonus	= gut
brevis	= kurz

C

caecus	= blind
caseosus	= käsig
cavus	= hohl
celer, celeris, celere	= schnell
cereus	= wachsartig
circumflexus	= herumgebogen
coagulans	= gerinnend
communicans	= verbindend
communis	= gemeinsam
contortus	= zusammengedreht
convolutus	= zusammengedreht
corrigens	= verbessernd
crassus	= dick, stark

D

debilis	= schwach
deciduus	= hinfällig
deferens	= abwärtsführend
densus	= dicht
descendens	= absteigend
dexter, -tra, -trum	= der/die/das rechte X
discordans	= nicht übereinstimmend
dissecans	= zerschneidend
dominans	= beherrschend
durus	= hart

E

efferens	= herausführend
exsiccans	= austrocknend
externus	= außen gelegen

F

faustus	= günstig
floridus	= blühend, voll ausgeprägt
foetidus	= übelriechend
fortis	= stark, kräftig
frequens	= häufig, beschleunigt
fulminans	= blitzartig auftretend, heftig verlaufend
fusiformis	= spindelförmig

G

gluteus	= zur Hinterbacke gehörig
gravidus	= schwanger
gravis	= schwerwiegend, ernst

H

hereditarius	= erblich
hirsutus	= behaart

I

ieiunus	= nüchtern, hungrig
ileus	= krumm
imminens	= drohend
immunis	= unempfindlich
indux	= auf einen Krankheitsbeginn hinweisend
infarctus	= verstopft
infaustus	= ungünstig, hoffnungslos
insipidus	= geschmacklos
intercurrens	= dazwischenkommend, hinzutretend
intermittens	= zeitweilig aussetzend, mit Unterbrechungen
internus	= innen gelegen
inversus	= umgekehrt, verdreht

L

lacerus	= zerrissen, zerfetzt
laevus	= links
larvatus	= verborgen, maskiert
latens	= sich verbergend

latus	= breit
laxans	= lockernd, abführend
leniens	= lindernd
lentus	= lange anhaltend
letalis	= tödlich

M

maceratus	= aufgeweicht, zermürbt
magnus	= groß
malignus	= bösartig
malus	= schlecht
manifestus	= offenkundig
mellitus	= süß
migrans	= wandernd
mirabilis	= erstaunlich, wunderbar
mitis	= milde, gelinde
mollis	= weich
moribundus	= im Sterben liegend
mutus	= stumm

N

nanus	= winzig klein
nutricius	= ernährend

O

obliquus	= schräg, schief
obliterans	= zuschmierend, verödend
oblongatus	= verlängert
obstetricus	= geburtshilflich
obturatus	= verstopft, verschlossen
occultus	= verborgen, verdeckt
opponens	= gegenüberstellend
orbicularis	= kreisförmig

P

parvus	= klein
pellucidus	= durchscheinend
penetrans	= durchdringend
perforans	= durchbohrend
perforatus	= durchbohrt
persistens	= fortbestehend, dauernd
petrosus	= steinig, felsig
piriformis	= birnenförmig
pisiformis	= erbsenförmig
planus	= eben, flach
praecox	= vorzeitig, zu früh
praesens	= gegenwärtig
progrediens	= fortschreitend
prominens	= vorspringend
proprius	= eigen, allein gehörig
pudendus	= zur Scham gehörend

putridus	= faulig

R

rarus	= selten
rectus	= gerade
recurrens	= rücklaufend
reticularis	= netzförmig
rigidus	= starr
roborans	= stärkend
rodens	= nagend, fressend
rotundus	= kreisrund

S

saphenus	= verborgen
scalenus	= treppenartig, schief
sedativus	= beruhigend
sensibilis	= empfindlich
serpens	= kriechend
siccus	= trocken
simplex	= einfach
sinister, -tra, -trum	= der/die/das linke X
situs	= gelegen
solidus	= dicht, fest
solitarius	= vereinzelt
solvens	= lösend
sonorus	= tönend, klingend
spongiosus	= schwammig, porös
spurius	= falsch, unecht
stellatus	= sternförmig
sterilis	= keimfrei, unfruchtbar
sufficiens	= ausreichend, genügend

T

tardus	= langsam, verzögert
tenuis	= dünn, zart
teres	= stielrund
transversus	= querverlaufend
tremens	= zitternd
triquetrus	= dreieckig

U

ulcerans	= geschwürbildend
undulans	= wellenförmig verlaufend

V

vacuus	= leer
vagus	= umherschweifend
valgus	= x-förmig verbogen
varius	= verschieden
varus	= o-förmig verbogen

| vastus | = weit, sehr groß | verus | = wahr, echt |
| vegetans | = belebend, wuchernd | vivax | = lebenskräftig, zäh |

14. Stichwortverzeichnis

A

a- 52
ab- 52
abdomen 17, 99
abducens 104
abductio 98
abductor 98
Abduktion 52
Aberration 52
ablatio 102
ablatio retinae 72
Ablation 52
abortus 102
abrasio 102
abs- 52
Abszess 52
abusus 102
accessorius 104
acer 104
acer, is, e 22
acerbare 55
acetabulum 96
-aceus 27, 66
Achromatopsie 71
acidum 102
acidus 104
acinus 98
acromion 16, 99
actio 57
acuminatus 104
-acus 28, 67
acusticus 37
acutus 104
ad- 53
adamantina 67
adamantinus 28
adamas 67
Adaptation 53
adducens 104
adductio 98
adductor 98

Adduktion 53
aden 36
Adenohypophyse 36
Adenom 36, 64
adeps 35
Adeps suillus 35
adhaesio 12, 99
adhesio 12
Adiadochokinese 75
Adipositas 35
adiposum 68
adiposus 28
Aditus 75
adiuvans 104
Adjektive 45
Adjektivsuffixe 26, 65
Adnexum 99
adstringens 104
Aerophagie 79
Ätiologie 89
afferens 104
afferent 53, 73
Agglutination 53
agitans 104
Agnosie 74
agon 53
agora 79
Agoraphobie 79
Agranulozytose 8
Aids 10
aisthesis 69
aitia 89
Akinese 48
Akumeter 37
akusis 37
Akustik 37
ala 98
albicans 50
albugineus 50
albumen 102
albus 21, 50
algos 69

-alis 27, 65
Allergie 45
Allergologie 88
Allgemeinmedizin 88
allo- 45
alter/a/um 31
Alteration 32
altus 104
alveolus 96
ambulant 70
Ambulanz 70
ambulare 70
Amnesie 52, 78
Amylase 62
an- 52
ana- 53
Anabolismus 53, 70
Anämie 42, 52
Anästhesie 51
Anästhesiologie 88
anal 92
analeptikos 85
Analgetica 67
Analgeticum 52, 69
Analyse 53
Anamnese 53, 78, 91
Anaphase 53
Anastomose 38, 53
Anatomie 53, 63, 86, 87
Anatom. Nomenklatur 11
Androgene 33
Andrologie 33, 88
andros 33
Androspermien 33
aner 33
aneurysma 17, 99
angeion 36
angina 99
Angina pectoris 38
Angiographie 36, 63
Angiom 36
Angiospasmus 36

angulus 97
Anhydrid 52
animal 18
aniso- 46
Anisogamie 73
Anisokorie 46, 76
Anisozytose 46
Anopsie 52
Anorexie 52
anser 67
anserinus 67
Antagonismus 51, 53
ante 25
ante- 53
Anteflexio 53
anterior 25, 29
Anteversio 53
Anthropologie 33
Anthropophobie 33
anthropos 33
anti- 53
Antiarrhythmikum 53
Antibiotikum 53
Antiphlogistika 79
Antipyretika 53, 82
Antisepsis 53
Antitoxin 53
antrum 96
anulus 97
anus 39
aorta 99
Apalliker 52
apathogen 66
apertura 96
apex 19, 96
Aplasie 81
apo- 53
Aponeurose 53
Apophyse 53
Apoplexie 53
Appendix 53, 99
Appendizitis 63
aptus 53
aqua 42
Aqua destillata 42
Aqueductus cerebri 42
aquosus 104
Arbeitsmedizin 88
arcus 97
area 97
Argyrie 70
argyrophil 70
argyros 70
-aris 27, 65
-arius 27, 65

arrector 99
Arrhythmie 52
Artefakt 72
arteria 14, 99
arteriola 65
Arteriosklerose 48, 64
arteriosus 68
Arthritis 41, 61
arthron 41
Arthropoden 41
Arthrose 41
articulatio 41, 99
arytenoidea 67
arytenoideus 28
ascendens 83, 104
ascites 15, 102
-ase 62
Assimilation 51, 53
Asthenie 84
Ataxie 84
atlas 19
Atom 85
atresia 99
atrium 15, 99
Atrophie 86
-atus 27
Audiometer 77
Audiometrie 37, 77
auditiv 37
auditiva 68
auditivus 28
auditus 37, 103
aureus 50
auricula 38, 65
auris 18, 37, 99
auscultatio 102
Auskultation 91
auto- 45
Autoagglutination 45
Autointoxikation 45
autolog 77
Autolyse 77
Avitaminose 52
axilla 14, 26, 99
axillaris 22, 26
axis 18, 99
axon 97

B

bacillus 65, 102
bacterium 102
bakterizid 68
Balneologie 88

balneum 102
Basedow'sche Trias 32
basis 97
basophil 68
Befund 91
benignus 104
Berufsanamnese 91
biceps 23
bifurcatio 97
Bilirubin 42
bilis 42, 99
Biliverdin 42
Binokularsehen 37
Biochemie 34
Bioethik 88
Biologie 34, 77
Biopsie 34
bios 34
bis 30
blandus 104
blaste 70
Blastula 70
Blepharadenitis 37
blepharon 37
Blepharospasmus 37
bole 70
bonus 25, 104
brachium 99
brachy- 45
Brachydaktylie 42, 45
brady- 46
Bradykardie 46
Bradykinese 46
bradytroph 86
brevior 24
brevissimus/a/um 24
brevis 22, 104
brevius 24
Bronchoskopie 83
bronchus 99
bryein 70
bucca 99
bulbus 98, 99
bursa 99

C

cadere 60
caecus 104
caedere 54
caeruleus 50
calcaneus 99
calcar 18, 96
calix 96

callus 97
calor 64, 70
canalis 18, 99
cancer 15
Candida 50
Candida albicans 50
candidus 50
capillus 37
capitatum 66
capitatus 27
capitulum 65, 96
capsula 97
caput 17, 36, 96, 99
carcer 56
cardia 99
cardiacus 67
caries 20, 102
carotis 99
carpus 99
cartilaginea 66
cartilago 19, 35, 99
Cartilago thyreoidea
caseosus 104
casus 13, 102
cauda 99
caudatus 66
causa 102
caverna 96
cavitas 96
cavum 96
cavus 21, 104
cedere 59
celer 22, 23, 104
celerior 25
celerrimus/a/um 25
cellula 34
centralis 65
cerebellaris 27, 44
cerebellum 65, 99
cerebrum 36
cereus 104
cernere 71
cerumen 102
cervix 19, 99
cessus 52
Cheilitis 63, 71
Cheiloplastik 71
cheilos 71
Cheiloschisis 71
cheir 71
Chemotaxis 84
chiasma 17, 97, 99
Chiropraktiker 71
Chirurg 71
Chirurgie 88

Chlor 50
Chlorodontie 50
chloros 50
choana 96
Cholangitis 42
chole 39
choledochus 42
Cholelithiasis 63, 77
Cholestase 42
Cholezystektomie 39, 44
Cholezystitis 39
Chondroblasten 35, 70
Chondrodystrophie 35
Chondroklasten 75
Chondrom 35
chondromalacica 61
chondros 35
chorda 97
chorioideus 67
chorion 99
chroma 71
Chromatopsie 37
chromophob 68, 71, 79
Chromosom 36, 71
Chronaxie 71
chronicus 62
chronisch 71
chronometer 77
chronos 71
chronotrop 68, 71, 86
chryseus 50
Chrysoidin 50
chylus 103
chymos 58
chymus 103
cilium 99
cinereus 51
circulus 97
circum- 54
circumcidere 54
circumductio 99
circumferentia 97
circumflexa 73
circumflexus 104
clavicula 99
clivus 96
clonus 102
clunis 18, 99
coagulans 104
coagulatio 103
coagulum 102
cochlea 98
coeliacus 28, 76
Colitis ulcerosa 63
colliculus 96

collum 15, 99
Colon 15
color 64, 71
columna 41, 97
Columna vertebralis 41
com- 54
coma 102
commissura 96
commotio 36, 78, 102
Commotio cerebri 36, 78
communicans 104
communis 104
compensare 54
complicare 57
con- 54
conceptio 103
Concha nasalis 37
condylus 96
constrictor 99
contagiosa 61
contagium 61
continuere 54
contortus 104
contusio 102
contusio cerebri 63
conus 97
convolutus 104
cor 16, 38, 99
Cor nervosum 38
corium 99
cornea 99
cornu 19, 96
corona 97
coronaria 65
coronarius 27
corpus 36, 100
Corpus luteum 36, 50
corrigens 104
cortex 19, 97, 100
corticospinalis 41
costa 100
coxa 100
cranium 100
crassus 104
cremaster 100
crepitatio 102
cretus 71
cribrosa 68
cribrosus 28
crista 96
crus 100
cubitus 100
cubus 97
-culus 65
cumulus 96

Cumulus oophorus 40
cuneiforme 66
cuneiformis 27
currere 72
curvatura 97
cuspis 19, 98
cutis 18, 35, 100

D

Dakryoadenitis 43
dakryon 43
Dakryorrhoe 43
daktylos 42
de- 54
debilis 104
debilitas 102
decem 30
deciduus 104
decimus 30
decubitus 102
decussatio 97
Defäkation 43
deferens 22, 23, 104
deformans 64
degenerativus 62
deka 31
Dekapitation 36
Deklination 13
Dekompensation 54
delirium 102
deltoideus 61
demos 32, 89
Dendrit 72
dendritisch 72
dendron 72
dens 18, 38, 100
densus 104
Dentalgie 38
dentatus 66
Dentin 38
Dentition 38
Depression 54, 81
depressor 64
derma 35
Dermatologie 35, 88
Dermatomykose 78
dermatos 35
des- 54
descendens 83, 104
Descensus 40
Desensibilisierung 54
Desinfektion 54
desmos 60
Desorientierung 54

Deszendenztheorie 54, 83
deuteros 31
dexter, a, um 21, 22, 104
dia- 54
diabetes 15, 102
Diabetologie 88
diadochus 75
Diagnose 54, 74, 91
Diagnostik 92
Dialyse 54
diameter 16
Diaphragma 17, 54, 64, 100
Diarrhoe 54, 82
Diastole 54
dicare 56
Differentialdiagnostik 92
digestio 103
Digiti mortui 42
digitus 42, 100
digitus manus 42
digitus pedis 42
dilatatio 98
Dilatation 63
dilatator 98
Diminutive 65
diphthera 62
Diphtherie 62
Diphthonge 12
diploide Zelle 32
diplus 31
dipsa 72
Dipsomanie 72
dis 31
dis- 54
discordans 104
discus 97
diskontinuierlich 54
Dislokation 54
dissecans 104
Dissimilation 54
Dissoziation 54
distal 29
Distorsion 54
Diurese 43, 54
Diuretika 93
diverticulum 100
dodeka 31
dodekadaktylos 32
dolicho- 45
Dolichozephalus 45
dolor 16, 103
dominans 104
dorsalis 29
dorsum 100
doxa 58

dromos 60
ducere 52
ductus 19, 96
Ductus choledochus 42
duo 30
duodecim 30
duodecimus 30
Duodenum 100
duplex 30
Dura mater 77
durus 104
dyo 31
dys- 46, 54
Dysästhesie 51
Dyskinesie 75
Dysmelie 41, 46
Dyspepsie 63, 79
Dyspnoe 46

E

e- 55
EEG 36
efferens 104
efferent 73
Eigenanamnese 91
Ejakulation 55
ek- 55
Eklampsie 63
Ektasie 55
ekto- 55
Ektomie 55
Ektoparasiten 55
Ektopie 55
Ektoplasma 55
Ekzem 55
Elektro-
  enzephalogramm 36, 74
  enzephalograph 74
  enzephalographie 74
  kardiogramm 74
  kardiographie 74
  myogramm 74
  retinogramm 74
Elektrophorese 80
-ellus 65
em- 55
Embolie 55, 70
Embryo 55, 70
Embryologie 70
Embryonenschutz 70
emesis 102
eminentia 96
empeiros 72
Emphysema 64

Empirie 72
empirisch 72
Empyem 55
en- 55
endo- 55
endogen 55, 66
Endokard 38, 55
endokrin 76
endokrine Drüse 55
Endokrinologie 88
Endometrium 40
Endoskopie 83
Endothel 85
Endung 14
Enervierung 35
Engramm 74
enkephalos 36
ennea 31
enteral 92
Enteritis 39
enteron 39
ento- 55
Entoderm 55
Enzephalitis 36, 55
Enzephalomalazie 48
Enzyme 87
eos 50
Eosin 50
eosinophil 68
epi- 55
epicondylus 96
Epidemie 55
Eoidemiologie 88, 89
Epidermis 35, 55
Epididymis 40, 100
Epiglottis 55
Epikondylus 55
Epileptologie 88
Epikrise 94
Epiphyse 80
epistaxis 102
Epithelgewebe 85
Epoophoron 40
Eradikation 55
equinus 67
equus 67
Ergometer72
ergon 60, 72
ergotrop 72, 86
erosio 102
Erythroblast 70
Erythropoese 81
erythros 49
Erythrozyten 34
Ethik 88

Ethik in der Medizin 88
ethmoidale 67
ethmos 67
eu- 46
Euphorie 80
Eupnoe 46
-eus 27, 66
Euthanasie 34
Euthyreose 46, 64
Eutopie 63
Eutrophie 63
Eviszeration 39
ex- 55
ex iuvantibus 55
exanthema 102
Exartikulation 41
Exazerbation 55
excavatio 96
exitus 55, 75, 102
exitus letalis 55
Exkret 71
Exkretion 71
exo- 55
exogen 66
exokrin 76
Exophthalmus 37, 55
Exotoxine 55
exsiccans 104
Exspiration 84
Exstirpation 55
Exsudat 55
extensio 99
extensor 16, 99
exterior 26
externus 30, 104
extra 26
extra- 56
extraperitoneal 56
Extrasystole 56
Extrauteringravidität 40, 56
extremitas 17, 100
extremus 26

F

facere 56, 72
facies 20, 97, 100
faeces 43
falciforme 66
falx 98
Familienanamnese 91
farcire 56
fascia 97, 100
fasciculus 97
fauces 18, 100

faustus 93, 104
febris 17, 102
fel 17, 100
femina 33
Feminisierung 33
femur 100
-fer 27
ferre 53, 72
-ferus 27
fetus 100
fibra 98
fibrilla 65, 98
Fibrinogen 67
Fibrom 64
fibula 100
-ficere 72
filum 98
fimbria 98
fissura 97
flamma 56
flammeus 49
flavus 50
flectere 73
flexio 53, 98
flexor 73, 98
flexura 98
flexus 73
floridus 104
fluor 102
focus 102
foetidus 104
foetor 102
folium 98
folliculus 97
fons 18
foramen 21, 97
forceps 98
forensis 88
Forensische Psychiatrie 88
formatio 17, 98
-formis 27, 66
fornix 19, 98, 100
fortis 104
fossa 97
fovea 14, 97
fractura 102
frangere 56
Fremdanamnese 91
frenulum 98
frequens 104
frons 18, 100
frontal 29, 30
Fructose 65
fugare 61
fulminans 104

functio 103
fundus 97
fungiformis 66
Fungizide 68
fungus 102
funiculus 98
Funiculus spermaticus 43
fuscus 50
fusiformis 104
fusio 56
Fuszin 50

G

Galaktorrhoe 42
galaktos 42
Galaktose 42
galea 98
Galvanometer 77
Gametozyt 73
gamos 73
ganglion 16, 100
gangraena 102
gaster 18, 39
Gastrektomie 86
Gastritis 39
Gastroenterologie 88
gastrointestinal 39
Gastroskopie 83
geminus 31
Gen 73
-gen 66
generatio 59
genesis 73
Genetik 73
geniculum 98
genu 19, 41, 100
genu recurvatum 41
genu valgum 41
genu varum 41
Genus 13
Geriatrie 73, 88
geron 73
Gerontologie 73
Gerontopsychiatrie 73
gestatio 103
Gestose 64
gingiva 100
Gingivitis 63
glandotrop 36, 86
glandula 36
Gl. lacrimalis 43
Gl. thyreoidea 85
Gll. parathyreoideae 85
Gll. sudoriferae 72

glans 100
Glaukom 50
glaukos 50
glia 100
globus 98
Globus pallidus 50
glomerulum 65, 98
glomus 98
glossa 38
glossopharyngeus 66
Glossoplegie 38
glottis 100
Glucose/Glukose 46, 65, 73
Glucosurie 73
gluk- 46
Glukagon 73
gluten 53
gluteus 104
glyk- 46
Glykogen 46, 73
Glykosurie 73
glykys 73
gnosis 74
Gonaden 74
gonadotrop 68
Gonadotropine 74
Gonarthritis 41
Gonarthrose 41
gonos 74
Gonosomen 74
gony 41
Grad 74
Gradient 74
graduell 74
gradus 74
gramma 74
granulum 98
granum 98
-graph 74
graphe 74
-graphie 74
graviditas 56, 103
gravidus 104
gravis 22, 104
griseus 51
Gynäkologie 33, 88
Gynäkomastie 38
gynaikos 33
gyne 33
Gynospermien 33
gyrus 98

H

hämatogen 42, 66, 73

Hämatologie 88
Hämatopoese 42, 81
hämatopoetisch 81
Hämatothorax 38
Hämaturie 43
Hämolyse 42, 77
Hämophilie 68
Hämorrhoiden 82
Hämostase 84
haemolyticus 67
haima 42
hallux 100
hamatus 27
hamulus 96
hamus 96
hapax 31
haploide Zelle 32
haplus 31
hapsis 60
haustrum 97
heis 31
helix 98
helmins 62
Helminthiasis 62
hemi 31
hemi- 56
Hemianopsie 44
Hemicolektomie 56
Hemikranie 56
Hemiplegie 56, 81
Hemispherium 98
hemizyklisch 56
hemorrhoidalis 12
hen 31
hendeka 31
hepar 100
Hepatitis 19, 61
hepatoduodenalis 27
Hepatologie 88
Hepatomegalie 63
hepta 31
hereditarius 104
hernia 102
hetero- 45, 46
heterolog 77
heteronom 45
Heterosexualität 46
heterozyklisch 46
hex 31
Hexapoda 32
Hexose 65
hiatus 19, 97
Hidradenitis 43
hidros 43
hilus 97

hirsutus 104
histion 74
Histiozyten 74
Histologie 74
Histopathologie 74
holo- 31
holokrin 76
Hominisation 33
homo 33
homo- 46
homöo- 45
Homöopathie 45
homogen 73
homolateral 46
homolog 77
Homosexualität 46
Homunkulus 33
horizontal 30
Humangenetik 88
humerus 100
humor 103
Hyalin 67
hyalinus 28
hyalos 67
hybrida 9
Hydatide 42
hydor 42
hydrophil 42
hydrophob 42, 48, 68
Hydrozephalus 36, 42
Hygiene 88
hygro- 46
Hygrometer 46
Hygrophyten 46
hygroskopisch 46
hyoideum 67
hyoideus 28
Hypästhesie 51, 56
Hypazidität 56
hyp(o)- 51, 56
hyper- 56
Hyperämie 56
Hyperästhesie 51
Hyperazidität 56
hyperchrom 71
Hyperglykämie 73
Hyperhidrosis 43
Hyperkeratose 75
Hyperkinese 48
Hypernephritis 56
Hyperopie 56
Hyperplasie 81
Hypersalivation 43
Hyperthermie 48
Hyperthyreose 56, 85

Hypertonie 56
Hypertrichose 37
Hypertrophie 56, 86
hypnos 74
Hypnose 74
Hypnotika 74
hypo- 56
hypochrom 71
hypoglossus 38
Hypokalzämie 56
Hypophyse 56, 80
Hypoplasie 81
Hypothermie 48
Hypotonie 56
hystera 40
Hysterektomie 40
Hysterie 40

I

-ia 63
iacere 55
-iasis 63
iater 34
-iatrie 88
iatrogen 34, 66
iatros 34
ICD 11
icterus 102
-icus 28, 67
idio- 48
Idioglossie 48
Idiolalie 48
idiopathisch 48
Idiosynkrasie 48
ieiunum 100
ieiunus 104
ile 18, 100
ileum 100
ileus 102, 104
ilia 39
iliaca 67
-illus 65
im- 56
imminens 104
immunis 104
Immunität 57
Impermeabilität 57
Implantation 56
Impressionsfraktur 56
imus 26
in- 56
INA 12
Inaktivität 57
incidere 90

incisivus 68
incisura 97
index 100
indicare 56
Indikation 56
indux 104
infans 33
infantil 33
infarctus 104
Infarkt 56
infaust 93
infaustus 104
Infektiologie 88
Infektion 56, 72
inferior 26, 29
inficere 54
infimus 26
Inflammation 56
infra 26
infra- 57
Infrarot 57
infundibulum 97
Infusion 56
inguen 17, 100
inguinal 65
Inhalation 92
initial 75
Injektion 56
Inkarzeration 56
Inkontinenz 57
Inkret 71
Inkretion 71
inoperabel 57
Insektizide 68
insertio 100
insipidus 104
Inspektion 91
Inspiration 83
Insuffizienz 57
insula 97
inter- 57
intercurrens 104
interior 26
interkurrent 72
intermedius 30
intermittens 104
internus 30, 104
interruptio 57, 102
Interstitium 57
Interzellularspalt 34
intestinum 39
intestinum crassum 39
intestinum tenue 39
intimus 26
Intoxikation 56, 86

intra 26
intra- 57
intra operationem 57
intraarteriell 92
intrakutan 92
intramural 57
intramuskulär 35, 92
intraperitoneal 57
intravenös 92
intrazellulär 34
-inus 28, 67
inversus 104
Inzidenz 90
Inzision 56
-io 63
-ion 75
Ionen 75
ionisierend 75
-ior 24
ire 75
iris 19, 100
ischiadicus 67
ischium 100
iso- 46
Isokorie 46, 76
isolog 77
Isometrie 77
isometrisch 46
Isosthenurie 84
Isotop 86
-issimus, a, um 24
isthmus 97
-itis 63
itus 75
iugulum 98
iungere 57
-ius 24
iuvare 55
-ivus 28, 68

K

Kalorie 70
Kalorimetrie 70
Kanzerophobie 48
Kapillare 37
kardia 38
Kardiologie 38, 88
Karyolyse 34
karyon 34
Karyorhexis 34, 82
karzinogen 66
Karzinom 64
Kasus 13
kat(a)- 57

Katabolismus 70
kaudal 29
kausale Therapie 93
Kausalgie 75
kausis 75
kauter 75
Kauterisation 75
Kephalalgie 36, 69
kephale 36
keras 75
Keratitis 75
Keratomalazie 75
Keratometer 75
Kinästhesie 69
Kinderpsychiatrie 88
kinesis 75
kinetisch 75
kineto- 48
Kinetose 48
Kinozilien 48
klasis 75
Klaustrophobie 79
kline 76
Koexistenz 52
Kognition 7
Kohäsion 52
koilia 76
Koitus 57, 75
kolla 76
Kollagen 76
kollateral 57
Kolloid 76
Kolorimetrie 71
Kolorit 71
Kolpitis 40
kolpos 40
Kolposkopie 40
Kom- 57
Kommotio 57
Kommunikation 7
Komparativ 24
Komplikation 57
Kompression 57
Kompressor 81
Kon- 57
Konjunktiva 57
konnatal 57
konsensuell 57
konservativ 92
Konstitution 57
Konstruktion 7
kontra- 57
Kontraindikation 57
Kontrazeptivum 57
Kopremesis 43

Koprolith 43
Koprophagie 79
kopros 43
Koprostase 43
kore 76
Korektopie 76
kortikotrop 68
kranial 29
krauro- 46
Kraurosis 46
kreas 76
Kreatinin 76
krinein 55, 76
kryo- 48
Kryokauter 48, 75
kryos 75
krypto- 48
Kryptorchismus 40, 48
Kutanimpfung 35
kyanos 50
kyklos 76
kypho- 46
Kyphose 46
Kyphoskoliose 46
kystis 39
kytos 34

L

labium 96
labrum 96
lac 17, 42
lacerus 104
lacrima 43
lactatio 103
lactifer 27
lacuna 97
laesio 17, 102
laevus 104
Laktation 42, 63
Laktose 42
lamina 97
lampsis 63
lapara 39, 63
Laparoskopie 39
Laparotomie 39, 63
larvatus 104
laryngea 66
Laryngoskopie 63
larynx 19, 100
latens 104
lateral 29
lateralis 26
latus 21, 26, 72, 97, 100, 105

laxans 105
leio- 49
Leiomyom 64
lemma 35
lemniscus 98
leniens 105
lens 18, 100
-lentus 28, 68
lentus 105
lepto- 48
Leptomeninx 48
leptosom 48
Letaldosis 34
letalis 90, 105
Letalität 34, 90
letum 34
leukos 50
Leuko(zyto)penie 79
Leukozytose 64
levator 16, 64
liber 21
lien 39
lienalis 39
Ligamentum 98
Lig. flavum 50
linea 14, 96
Linea alba 50
lingua 38
Lipämie 35
Lipase 62
Lipom 35
lipophil 35, 48, 68
lipos 35
liquor 103
Litholyse 77
lithos 63, 77
lividus 50
Livores 50
lobulus 98
lobus 98
locus 100
locus caeruleus 50
-logie 88
logos 77
Lokalanästhesie 69
longior 24
longius 24
longissimus/a/um 24
longitudinal(is) 29
longus/longa/longum 21
lordo- 46
Lordose 46
Lordosierung 46
lumbalis 65
lumbus 100

lumen 97
lunula 98
luteus 50
luxatio 102
lympha 103
Lymphadenitis 61
Lysine 77
lysis 77

M

-ma 64
maceratus 105
macula 97
magnus, a, um 21, 105
maior 25
maius 25
makro- 47
Makrophagen 79
makroskopisch 47
Makrosomie 47
malako- 48
malignus 105
malleolus 96
malus 105
mamilla 100
mamma 38
Mammalia 38
Mammographie 38
mandibula 100
manifestus 105
manus 19, 100
margo 19, 96, 100
masseter 16, 100
Mastitis 38
mastos 38
mater 77
matrix 77, 103
maxilla 14, 100
maximus/a/um 25
meare 57
meatus 19, 97
medial(is) 29
median 30
medianus 30
mediastinum 100
medicamentum 102
medicus 34
medius 30
Medizinische Informatik 88
medulla 36
Medulla oblongata 36
Medulla spinalis 36, 41
mega(lo)- 47

Megakolon 47
Megalozyten 47
Melanin 51
melas 51
melior 25
melius 25
mellitus 105
melos 41
membrana 35
membranaceus 27, 35, 66
membrum 41
meningea 66
meningeus 27
meninx 19, 100
meniscus 98
Menorrhoe 82
mens 103
mensis 102
mentum 100
Mesenterium 58
Mesenzephalon 58
Mesiodont 58
meso- 58
Mesoderm 58
meta- 58
Metabolismus 58, 70
Metabolite 70
Metacarpus 58
Metamorphose 58, 78
Metaphase 58
Metatarsus 58
-meter 77
metra 40
-metrie 77
metron 77
mia 31
mictio 102
migrans 105
mikro 47
mikro- 47
Mikrobiologie 47, 88
Mikromelie 47
Mikroskop 47
Mikrosomie 47
Mikrotom 86
Mikrozephalie 36
mimesis 67
minimus 25
minor 25
minus 25
miosis 103
mirabilis 105
miser 21
mitis 105
Mitose 64

mitra 98
mittere 61
mneme 78
Mnemotechnik 78
mnesis 78
Modifikation 7
mola 59
mollis 36, 105
mon 31
Monarthritis 47
mono 31
mono- 47
monochromatisch 47
Monogamie 73
monophasisch 47
Monosaccharide 47
Monozyt 47
mons 18
morbid 34
Morbidität 90
morbidus 90
morbus 34, 102
moribundus 105
morphe 78
Morphologie 78
mors 34
mortalis 90
Mortalität 34, 90
Motilität 78
Motorik 78
motorisch 78
motus 78
mucosa 68
mucosus 28
mucus 42
multiplex 31
murus 57
mus 65
musculus 35, 65, 100
mutus 105
Muzine 42
Myalgie 35, 63, 69
Myasthenie 84
Mydriasis 63, 103
Myelom 36
myelos 36
mykes 78
Mykologie 78
Mykose 78
Myofibrom 64
Myokard 38
Myom 62
myos 35
mys 35
myxa 42

Myxödem 42
Myxofibrom 42

N

naevus 102
Naevus flammeus 49
nanus 105
naris 18, 37, 100
nasus 37, 100
natis 16, 100
nausea 102
navicula 98
naviculare 65
nekros 78
Nekrose 78
nekrotisch 78
neo- 47
Neologismus 47
Neonatus 47
Neoplasie 81
Neoplasma 47
Nephritis 40
Nephrolithiasis 40, 77
Nephrologie 88
Nephropathie 34, 78
Nephropexie 79
Nephroptose 40
nephros 40
Nephrose 64
nervus 35, 100
Nauralgie 69
Neurilemm 35
Neuritis 35
Neurologie 88
neuron 16, 35
neuter 21
Nidation 63
nidus 63
niger, a, um 21, 51
nigerrimus/a/um 25
nigrior 25
Nodi lymphatici 61
nodulus 65, 98
nodus 98, 100
Nomenklatur 10
Nomina anatomica 11
nonus 30
Nosographie 34
Nosologie 89
nosos 34
novem 30
noxa 102
nucha 100
nucleolus 65

nucleus 34, 100
Nucleus pulposus 34
Numerus 13
nutricius 105
Nykturie 63

O

ob- 58
Obduktion 58
obliquus 30, 105
obliterans 105
oblongatus 105
obstetricus 105
Obstipation 58
obturatoria 68
obturatorius 28
obturatus 105
occipitalis 29
occiput 36, 58
occlusio 102
occultus 105
octavus 30
octo 30
oculomotorius 28, 37, 68
oculus 15, 37, 101
Odontologie 38, 88
odontos 38
odus 38
oedema 102
oesophagus 101
-oideus 28, 67
okto 31
okzipital 29
olecranon 16, 101
olfactorius 28, 68
olfactus 103
oligakis 31
oligo 31, 47
Oligodendroglia 72
Oligomenorrhoe 47
Oligophrenie 47, 80
Oligurie 47
-olus 65
-om 64
-oma 64
omentum 101
Onkologie 88
onkos 88
Ontogenese 73
Onychomykose 78
onychos 78
onyx 78
Oogenese 40
Oolemm 35, 40

oon 40
Oophorektomie 40
Oophoritis 40
oophoron 40
Oozephalie 40
operatio 59
operativ 92
Ophthalmologie 37, 88
Ophthalmoplegie 81
ophthalmos 37
Ophthalmoskop 83
Ophthalmoskopie 37
opponens 81, 105
Opposition 58, 81
opsis 37
opticus 28, 37, 67
Optik 37
optimus 25
Optometer 37
-or 64
ora 96
oral 92
orbicularis 105
orbita 101
orbitalis 27
Orchidopexie 79
orchis 40
Orchitis 40
orexis 52
Orificium 38, 97
origo 101
-orius 28, 68
ortho- 47
Orthographie 47
Orthologie 47, 67
Orthopädie 88
Orthopnoe 47
Orthostase 47
os, oris 19, 38, 101
os, ossis 19, 35, 101
Os ilium 39
-ose 64
-osis 64
Ossifikation 35, 72
Osteoblast 35, 70
Osteodystrophie 35
Osteoklast 75
Osteologie 35
Osteom 64
Osteomalazie 48
osteon 35
ostium 97
-osus 28, 68
Otitis media 37
Otologie 37

Oto-Rhino-Laryngologie 88
otos 37
Otoskopie 37
ovalis 22
Ovarialinsuffizienz 40
ovarium 40
Ovipara 87
Ovulation 40
ovulum 40
ovum 40
Oxid 46
oxy- 46
Oxygenium 46

P

pachy- 48
Pachymeninx 48
Päderastie 33
Pädiater 33
Pädiatrie 88
Pädophilie 48
paidos 33
pais 33
palatinum 67
palatum 101
Pallästhesie 69
pallein 69
Pallhypästhesie 69
palliativ 68
palliative Therapie 93
pallidus 50
pallium 68, 101
palma 101
palmar(is) 30
palpatio 102
Palpation 91
palpebra 37
pan 31
pancreas 101
Pandemie 32
Pankreas 76
Papilla 96
par(a)- 58
paradox 58
Parästhesie 51, 58
paralysis 103
Paranoia 58
Paraplegie 81
Parasympathikus 58
paravenös 58
Parenchym 58
parenteral 39, 58, 92
paries 19, 97, 101
parietal(is) 30

Parodontologie 38
Parodontose 58
Paronychie 78
parotis 101
Parovarium 40
Paroxysmus 46
pars 18, 98, 101
partus 103
parvus 21, 105
patella 65, 101
-pathie 78
pathogen 34, 66, 78
Pathogenese 89
pathogenetisch 89
pathognomonisch 79
Pathologie 34, 89
pathologisch 78
Pathophysiologie 88
pathos 34, 78
pecten 96
pectus 38, 101
Pectus excavatum 38
Pediculus 41
pedunculus 98
peior/peius 25
pellucidus 105
pelvis 101
pendere 53
penetrans 105
penia 79
penis 41, 101
pentakis 31
pente 31
Pepsin 79
Pepsinogen 67
pepsis 63, 79
per- 58
per anum 39, 58, 92
per os 38, 59, 92
perakut 58
percussio 102
perforans 105
perforare 58
Perforation 58
perforatus 105
peri- 59
Perikard 59
Perimysium 35
perineum 101
Perineurium 35
Periost 35, 59
Periostitis 44
peripher 80
Peristaltik 59
Peritoneum 59, 101

Perkussion 91
perkutan 92
permagnus 58
permeabel 59
perone 15
peroneus 66
Peroxid 59
persistens 105
Perspiratio insensibilis 59
Pertussis 59
pervers 59
pes 41, 101
pes equinus 41
pes planus 41
pessimus 25
Pestizide 68
petrosus 105
pexis 79
Phäochromozytom 50
phagein 79
Phagozyten 79
phaios 50
phalanx 19, 101
Phalloplastik 41
phallos 41
pharmacon 103
Pharmakologie 88
pharyngeus 27
pharynx 19, 101
pherein 80
-phil 68
philo- 48
Phlebektomie 36
Phlebitis 36
Phlebologie 88
Phlebotomie 36, 86
phlebs 36
phlegma 79
Phlegmone 79
phlogizein 79
phob- 48
-phob 68
Phobie 79
Phobophobie 79
phobos 79
Phon 80
Phonation 80
phone 80
Phoniatrie 80
phora 80
phos 80
Phosphor 80
Photometer 80
Photophobie 80
Photorezeptoren 80

Photosynthese 80
Phototropismus 80
phragma 54
phren 80
Phrenalgie 80
phrenicus 80
Phrenikotomie 80
Phrenologie 80
phylassein 59
Phylogenese 73
phylon 73
physan 64
Physik 80
Physiologie 80
physis 80
Pia mater 77
pigmentum 101
pilus 101
piriformis 66, 105
pisiformis 105
placenta 101
planta 101
plantar(is) 30
planus 105
plasma 64, 81, 101
plassein 81
platy- 49
Platysma 49
plege 81
plethora 103
pleura 101
plexis 53, 81
plexus 19, 98, 101
plica 14, 96
pneuma 81
pneumatica 81
Pneumektomie 38
Pneumenzephalographie 36
pneumon 38, 81
Pneumonie 38, 63
Pneumothorax 81
podos 41
poiesis 81
poikilo- 49
poikilotherm 49
Poikilozytose 49
Poliklinik 76
Poliomyelitis 36, 51
polios 51
polis 76
pollakis 31
pollex 101
poly 31
poly- 47
Polyarthritis 41, 47

Polydaktylie 42
Polydipsie 72
Polymer 47
Polymerase 47
Polyneuritis 47
Polyneuropathie 78
Polysaccharide 47
Polyurie 47
ponere 58, 60, 81
pons 18, 98
poples 101
poplitea 66
porphyreos 49
Porphyrin 49
porta 101
portio 17, 98, 101
porus 97
Position 81
positus 81
post 25
post mortem 34
post partum 59
post- 59
posterior 25, 29
postmortal 59
postoperativ 59
postprandial 59
posttraumatisch 59
präformiert 59
Prämolaren 59
präsystolisch 59
Prävalenz 90
Präventivmedizin 59
prae- 59
praecox 105
praesens 105
praeternaturalis 39
praevalere 90
praevenire 59
prandium 59
praxis 71
premere 81
presby- 47
Presbyakusis 47
Presbydema 47
Presbyopie 47
pressio 81
Pressorezeptoren 81
primus/a/um 30
pro- 59
pro dosi 59
pro infantibus 33
pro medico 34
pro usu medici 34, 59
processus 59, 96

profundus 30
Prognose 59, 74, 93
progrediens 105
Proktitis 39
Proktologie 39, 88
proktos 39
proles 72
Proliferation 72
prominens 105
prominentia 96
promontorium 96
pronatio 99
pronator 99
Prophase 59
Prophylaxe 59
proprius 105
Prostata 59
prostates 59
Proteide 67
Prothrombin 59
proto 31
protos 31
Protozoen 87
Provitamin 59
proximal(is) 29
proximus 29
Pseudarthrose 49
pseudo- 49
Pseudopodien 41, 49
psoas 15
psora 63
Psoriasis 63
psyche 81
Psychiater 34
Psychiatrie 82, 88
Psychologie 82
Psychopathologie 79
Psychopharmaka 82
Psychose 82
Psychosomatik 88
psychro- 48
psychrophil 48
pterygium 98
Ptomaine 82
ptosis 82
Ptyalin 43
Ptyalismus 43
ptyalon 43
pubertas 103
pubes 101
pudendus 105
puer 15, 33
Puerilismus 33
Puerpera 33
pulmo 38, 101

Pulmologie 88
Pulmonalstenose 38
pulmonalis 38
pulpa 101
pulsus 36, 103
purpura 49
purpureus 27, 49
purulent 28, 43, 68
pus 41, 43, 103
Pustula 43
putamen 98
putridus 105
Pyämie 43
Pyelographie 82
Pyelonephritis 82
pyelos 82
Pykniker 48
pykno- 48
Pyknose 48
pylorus 15, 101
pyogen 43
Pyometra 43
pyon 43
Pyosalpinx 40, 43
pyr 53, 82
pyrogen 66, 82
pyrr(h)os 49
Pyrrol 49

Q

quadriceps 23
quadruplex 30
quartus 30
quater 30
quattuor 30
quincuplex 30
quinque 30
quinquies 30
quintus 30

R

Radiologie 88
radius 101
Radix 19, 101
ramus 98
raphe 15, 101
Rarefikation 72
rarus 21, 105
re- 59
recessus 97
Rechtsmedizin 88
recidere 60
recipere 64

rectum 101
rectus 30, 105
recurrens 72, 105
recurvatum 41
Reflex 59, 73
Regeneration 59
regio 17, 97
Reinfektion 60
rektal 92
remedium 55, 103
ren 40, 101
renal 65
renalis 27
Renin 40
Reposition 60, 81
Reproduktionsmedizin 88
Resistenz 60
Respiration 84
rete 18, 98, 101
retentio 103
reticularis 105
retina 14, 101
retro- 60
Retroflexio 60
retrograde Amnesie 60
Rezeptor 64
rezessiv 60
Rezidiv 60
Rhachiotomie 41
rhachis 41
Rhachischisis 41, 83
rheuma 82
Rheumatismus 82
Rheumatologie 88
rhexis 82
Rhexisblutung 82
Rhinitis 37
Rhinoplastik 37
rhinos 37
rhis 37
rhodeos 49
rhoe 54, 82
rhomboideus 28
rhythmos 52
rigidus 105
rigor 103
rima 97
risus 103
roborans 105
rodens 105
Röntgenologie 88
Roseolen 49
roseus 49
rostral(is) 29
rostrum 96

rotatio 99
rotator 16, 99
rotundus 105
ruber 21, 49
rubor 103
Ruhr 82
ruptus 57

S

Saccharose 65
sacculus 97
sagitta 83
sagittal 30
Sagittalebene 83
saliva 43, 103
Salivation 63
salivatorius 43
Salpingographie 40
salpinx 19, 40
sanatio 103
Sanguiniker 42
sanguinolent 28, 42, 68
sanguis 42, 103
sanitas 103
saphenus 105
Sarkolemm 83
Sarkoplasma 83
sarkos 83
sarx 83
scabies 20
scala 98
scalenus 105
scandere 54, 83
scapha 98
scaphoideum 67
scapula 14, 101
schisis 83
schizein 83
Schizomyzeten 83
Schizophrenie 80, 83
scrotum 101
sectio 103
secundus 30
sedare 28
Sedativa 68
sedativus 28, 105
Sekret 71
sella 98
semel 30
semen 43
semi- 60
Semilunarklappen 60
seminiferi 43
semipermeabel 60

senium 103
sensibilis 105
sensus 103
sepsis 53, 103
septem 30
septimus 30
septum 97
serpens 105
serra 98
serratus 27
serum 103
sex 30
sextus 30
sexus 103
sialon 43
Sialadenitis 43
siccus 105
sideroachrestisch 83
Sideropenie 83
Siderophilie 83
sideros 83
Sigmoideum 12
signum 103
similis 53
simplex 22, 23, 30, 105
singultus 103
sinister, a, um 21, 105
sinus 19, 97
sistere 60
sitein 55
situs 101, 105
Sklera 48
sklero- 48
Sklerodermie 48
skolio 47
Skoliose 47
skopein 83
SNOMED 11
SNOP 11
solaris 27, 65
solidus 105
solitarius 105
solus 31
solvens 105
soma 17, 36
somatotrop 36
Somnambulismus 70
somnolent 68
somnus 68, 103
sonorus 105
Sozialanamnese 91
spasmus 103
spatium 97
species 20, 103
speculum 103

sperma 17, 43, 64
Spermatogenese 43
Spermatogonien 43
Spermatozoen 87
Spermiogenese 73
sphincter 101
Sphygmograph 36
sphygmos 36
spina 41, 96, 101
Spina bifida 41
spirare 83
spiratio 83
spirillum 65
Spirometer 77
Spirometrie 77, 84
Splanchnomegalie 39
splanchnon 39
splen 39, 101
Splenektomie 39
Splenitis 39
splenium 96
Splenomegalie 39
Spondylarthrosis 41
spondylos 41
Spondylosis 41
spongiosus 105
spurius 105
sputum 103
squama 98
staltikos 59
Stamm 14
stapes 101
staphyle 84
Staphylokokken 84
Staphyloma 84
stare 57
stasis 58, 84
status 103
Status praesens 91
stear 84
Stearin 84
Steatorrhoe 84
steatos 84
stellatus 105
stellein 60
steno- 49
Stenokardie 49
Stenose 49
Stenothorax 49
stercus 43
stereo- 48
Stereoamaurose 48
Stereognosie 48
Stereozilien 48
sterilis 105

Sterkobilin 43
sternum 101
stethos 38
Stethoskop 38, 83
sthenos 84
stipare 58
Stock 14
stoma 38
Stomachika 39
stomachos 39
Stomatitis 38
strabismus 103
stratum 97
Streptodermie 84
Streptokokken 84
Streptomyces 84
streptos 84
stria 98
stridor 103
stroma 101
struma 103
stupor 103
stylos 96
sub- 60
Subazidität 60
subkutan 35, 60, 92
sublingual 38, 60, 92
Submucosa 60
Substantia grisea 51
Substantia nigra 51
Substantivsuffixe 62
succus 68
sudor 43
sudorifer 27
Sudorifera 43
sufficere 57
sufficiens 105
suicidum 103
sukkulent 68
sulcus 97
super- 60
Superazidität 60
Supercilium 60
superficialis 30
superficies 20, 101
Superinfektion 60
superior 26, 29
Superlativ 24
supinatio 99
supinator 99
Suppositorium 60
supra 26
supra- 60
suprarenal 60
suprasternal 60

supremus 26
sura 101
sutura 97
Sutura sagittalis 83
sy- 60
sym- 60
Symbiose 60, 64
Symmetrie 63, 77
Sympathicomimetica 67
Sympathie 78
Symphyse 60, 80
Symptom 60, 82
symptomatische Th. 93
syn- 60
Synästhesie 51
Synapse 60
Syndesmose 60
syndesmosis 97
Syndrom 60
Synergismus 60, 72
Synonyme 33
synovia 101
Systole 60

T

tabes 103
tachy- 46
Tachykardie 46
Tachypnoe 46
tactus 103
taenia 98
talus 101
tardus 105
tarsus 101
taxis 84
Taxonomie 84
tela 84, 97
Teleangiektasie 85
Telenzephalon 85
Teleologie 85
Telophase 85
telos 85
tempora 101
tempus 101
tendo 35
Tendopathie 35
Tendovaginitis 35
tenere 56
tenesmus 103
tenon 35
Tenorraphie 35
Tenotomie 35
tensio 98
tensor 98

tentorium 98
tenue 39
tenuis 105
ter 30
teras 85
teratogen 85
Teratologie 85
teratos 85
teres 22, 23, 105
Terminologie 10
tertius 30
testiculus 40
testis 18, 40, 101
tetrakis 31
tetras 31
tettares 31
Thanatologie 34
Thanatophobie 34
thanatos 34
theca 101
thelein 85
thenar 101
Theoretische Chirurgie 88
therapeia 63
Therapie 63, 92
Thermanästhesie 85
therme 85
thermo- 48
Thermoanästhesie 48
Thermokaustik 85
Thermokauter 48, 75
Thermometer 85
thoracicus 28
Thorakotomie 38
thorax 19, 38, 101
Thrombokinase 75
Thrombo(zyto)penie 79
thrombus 103
thymogen 85
Thymoleptika 85
Thymopathie 85
thymos 85
thyreoides 85
thyreoideus 28
Thyreoiditis 85
Thyreologie 88
Thyreotoxikose 85
tibia 101
tome 85
tonsilla 101
tonus 103
Topographie 86
topos 86
torsio 86, 103
Torsionsfraktur 86

totus 31
Toxikologie 86
Toxin 86
toxisch 86
toxon 53, 86
trabecula 98
trachea 101
tractus 19, 98
trans- 61
Transferase 62
Transfusion 61
Transfusionsmedizin 88
Transmitter 61
Transplantation 61
Transsudat 43
Transsudation 61
transversal(is) 29
transversus 105
trapezius 65
trauma 17, 64, 103
treis 31
tremens 105
tremor 64, 103
tres 30
tria 30
trias 31
triceps 23
Trichine 37, 67
Trichinose 37
trichinus 28
trichos 37
trigeminus 31
trigonum 98
triplex 30
triplus 31
Tripus Halleri 41
triquetrus 105
tris 31
tritos 31
trix 37
trochanter 96
trochlea 96
-trop 68
trophe 86
trophisch 86
Throphoblast 86
trophotrop 86
Tropismen 86
Tropismus 68
tropos 86
truncus 98
tuba 97
Tuba auditiva 37
Tuba uterina 40
Tubargravidität 40

tuber 96
Tuber cinereum 51
tuberculum 65, 96
tuberositas 96
Tubuli seminiferi 43
tubulus 97
tumor 64, 103
tunica 97
Tunica albuginea 50
Tunica mucosa 42
turgor 64, 103
tussis 103
tympanum 98

U

ulcerans 105
ulcus 17, 103
Ulcus pepticum 79
ulna 101
ultra- 61
Ultraschall 61
Ultraviolett 61
Ultrazentrifuge 61
-ulus 65
umbilicus 101
uncus 96
undecim 30
undecimus 30
undulans 105
unguis 101
unus/a/um 30
Urämie 43
Ureter 16, 43, 101
urethra 101
urina 43
Urobilinogen 43
Urologie 88
uron 43
urtica 103
us 37
uter 97
uterina 67
uterinus 28
uterus 40, 101
Uterusruptur 40
utriculus 97
uvula 65, 98

V

vacuus 105
vagina 40
Vagina tendinis 40
vagus 105

valgus 105
valva 98
valvula 98
varius 105
varix 103
varus 105
vas 19, 36, 101
vasculum 101
Vasokonstriktion 36
vastus 105
vegetans 105
velum 98
vena 36, 101
Venaesectio 36
Venektasie 36
venenum 103
Venerologie 88
venter 18, 97, 101
ventral(is) 29
ventriculus 39, 97
Venus 88
vermiformis 27, 66
vermis 18, 103
versio 53, 103
versus 59
vertebra 41
Vertebra prominens 41
vertex 19
verus 105
vesica 14, 39
Vesica fellea 39
Vesica urinaria 39
vestibulum 101
villus 98
vir 33
viridans 50
viridis 50
viril 33
Virilisierung 33
virus 103
viscera 39
visceralis 30
viscus 39
Vision 37
visuell 37
visus 37, 103
Viszeralspalten 39
vita 34
Vitalität 34
Vitamin 34
vitium 103
vivax 87, 105
vivere 87
Vivipara 87
Vivisektion 87

vola 101
volar(is) 30
volvulus 103
vomer 101
vomitus 103
vulnus 103
vulva 101

W

Wortausgang 14
Wortstock 14

X

Xanthom 50
xanthos 50
xenos 77
Xenotransplantation 77
xero- 46
Xerodermie 46
Xerophthalmie 46
xiphoideus 67
xiphos 67

Z

-zid 69
zirkum- 61
Zirkumduktion 54
Zirkumferenz 54
Zirkumzision 54
Zoologie 87
zoon 87
Zyanose 50
zygomaticum 87
zygomaticus 28
zygon 87
Zygote 87
zyklisch 76
Zyklothymie 76
Zyklusstörung 76
Zymase 87
zyme 87
Zystitis 39
Zystoskopie 39
Zytochrome 71
Zytologie 34, 87
Zytoplasma 81
Zytostatika 34, 84